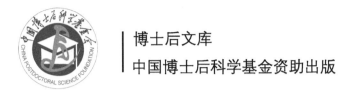

博士后文库

中国博士后科学基金资助出版

癫痫的动力学建模分析 与转迁调控

张红慧　著

科学出版社

北 京

内 容 简 介

脑科学研究是全世界科学研究的热点,其中癫痫是我国乃至全球人口健康领域正在面临的重大挑战.由于发作种类繁多、诱因复杂、生理机制至今尚不明确,即便现在最具有发展前景的神经调控治疗也无法彻底治愈.因此人们对癫痫的认识还需要医学、神经科学、生物学、数学、力学等学科的交叉研究和共同参与.

作者与国内外著名医学院、国际一流癫痫神经外科医生合作,基于真实的临床医学数据或者电生理实验现象以及医学相关报道,借鉴、修正、构建符合生理特性的癫痫功能网络模型,采用动力学与控制分析手段,从分子细胞水平或者系统回路水平解释癫痫的发病原理从而指导临床干预,辅助实现从"对病治疗"提升为"对症治疗".

希望本书能为生物医学工程、动力学与控制等相关专业的研究生和科研人员提供有价值的参考.

图书在版编目(CIP)数据

癫痫的动力学建模分析与转迁调控/张红慧著. —北京:科学出版社,2022.3
ISBN 978-7-03-071425-1

Ⅰ.①癫… Ⅱ.①张… Ⅲ.①癫痫-动力学模型 Ⅳ.①R742.1

中国版本图书馆 CIP 数据核字(2022) 第 021622 号

责任编辑:李静科 李香叶/责任校对:彭珍珍
责任印制:吴兆东/封面设计:陈 敬

科学出版社 出版
北京东黄城根北街 16 号
邮政编码:100717
http://www.sciencep.com
北京建宏印刷有限公司 印刷
科学出版社发行 各地新华书店经销
*
2022 年 3 月第 一 版 开本:720×1000 1/16
2022 年 3 月第一次印刷 印张:12 3/4
字数:248 000
定价:98.00 元
(如有印装质量问题,我社负责调换)

《博士后文库》编委会名单

《博士后文库》序言

  1985 年，在李政道先生的倡议和邓小平同志的亲自关怀下，我国建立了博士后制度，同时设立了博士后科学基金. 30 多年来，在党和国家的高度重视下，在社会各方面的关心和支持下，博士后制度为我国培养了一大批青年高层次创新人才. 在这一过程中，博士后科学基金发挥了不可替代的独特作用.

  博士后科学基金是中国特色博士后制度的重要组成部分，专门用于资助博士后研究人员开展创新探索. 博士后科学基金的资助，对正处于独立科研生涯起步阶段的博士后研究人员来说，适逢其时，有利于培养他们独立的科研人格、在选题方面的竞争意识以及负责的精神，是他们独立从事科研工作的"第一桶金". 尽管博士后科学基金资助金额不大，但对博士后青年创新人才的培养和激励作用不可估量. 四两拨千斤，博士后科学基金有效地推动了博士后研究人员迅速成长为高水平的研究人才，"小基金发挥了大作用".

  在博士后科学基金的资助下，博士后研究人员的优秀学术成果不断涌现. 2013 年，为提高博士后科学基金的资助效益，中国博士后科学基金会联合科学出版社开展了博士后优秀学术专著出版资助工作，通过专家评审遴选出优秀的博士后学术著作，收入《博士后文库》，由博士后科学基金资助、科学出版社出版. 我们希望，借此打造专属于博士后学术创新的旗舰图书品牌，激励博士后研究人员潜心科研，扎实治学，提升博士后优秀学术成果的社会影响力.

  2015 年，国务院办公厅印发了《关于改革完善博士后制度的意见》(国办发〔2015〕87 号)，将"实施自然科学、人文社会科学优秀博士后论著出版支持计划"作为"十三五"期间博士后工作的重要内容和提升博士后研究人员培养质量的重要手段，这更加凸显了出版资助工作的意义. 我相信，我们提供的这个出版资助平台将对博士后研究人员激发创新智慧、凝聚创新力量发挥独特的作用，促使博士后研究人员的创新成果更好地服务于创新驱动发展战略和创新型国家的建设.

  祝愿广大博士后研究人员在博士后科学基金的资助下早日成长为栋梁之才，为实现中华民族伟大复兴的中国梦做出更大的贡献.

中国博士后科学基金会理事长

序

　　生物神经系统的结构和行为十分复杂, 电生理、信息、认知和控制活动具有非线性、复杂性、随机性和整合性的本质, 呈现多层次、多时间尺度、大系统的特征. 为了获得对于大脑活动规律的全面深入的认识, 现在人们已经认识到在丰富的神经实验和临床实践的基础上建立神经科学的理论体系的重要性, 需要开展多学科交叉融合的创新性研究. 神经动力学运用动力系统的思想、理论和方法去研究神经系统中不同层次的电生理、信息、认知和控制活动的复杂动力学行为, 构成了现代神经科学的 "理论、实验、计算" 相结合的研究框架的重要组成部分.

　　神经系统疾病种类繁多, 临床表现复杂多变, 诊断鉴别和治疗难度很大, 严重影响人类健康, 为此人们迫切需要基于现代神经科学理论和方法去开展神经系统疾病的病理分析和诊疗手段的研究. 癫痫是最常见的神经系统疾病之一, 是困扰人类几千年的世界医学难题. 该书依据作者在博士后工作期间针对癫痫开展的系统性相关研究工作成果, 基于神经科学、非线性动力学、网络科学与控制理论, 从生理学建模、动力学分析、发作预测和刺激调控等方面, 在神经元、神经元网络和神经集群三个不同的层次上, 分别对癫痫进行动力学建模分析与转迁调控, 阐述了不同癫痫发作类型的脑电动力学特性, 并重点研究了癫痫发作的调控与转迁行为. 作者遵循问题驱动的研究思想, 提出了更加符合生物学背景的癫痫神经网络模型, 推动了理论分析与生理实验相结合, 促进了癫痫发作预测和脑刺激定位的精准化.

　　该书较全面系统地介绍了癫痫的神经动力学与控制问题. 一方面, 可以帮助初涉癫痫理论研究的学者了解该领域的发展动态, 使他们迅速把握核心内容和前沿方向, 快速开展相关的课题研究; 另一方面, 有助于从事癫痫临床医疗和实验研究的人员认识癫痫的动力学异常行为和调控机制, 优化临床大数据的多学科融合的精准医疗策略, 形成高效的临床应用解决方案, 为癫痫的医学临床诊断和精准治疗进一步提供可靠的理论指导.

陆启韶

2021 年 7 月 25 日

前　言

人类大脑是极其复杂的"小宇宙"，大概由 1000 多亿个神经元通过突触连接而成．"我们无法忍受人类仍旧对大脑如何工作知之甚少"，DNA 双螺旋结构的发现者之一弗朗西斯·克里克 (Francis Crick) 20 年前如此抱怨道．时至今日，人们依旧迫切地希望知道：神经元之间如何连接以及何种连接错误导致精神错乱或者神经性脑疾病，如癫痫 (epilepsy)、阿尔茨海默病 (Alzheimer disease)、帕金森病 (Parkinson's disease) 等．科学家希望从大脑的运作机制、发病机制出发解析人类脑功能神经基础，从而进一步做出早期诊断和干预，开发出更有效的治疗手段，并进一步推动各个相关学科领域的发展．因此，脑科学研究成果以及脑科学未来的应用，如今已经引起科学界乃至大众的广泛关注．中国脑计划"一体两翼"的战略部署和全球脑计划表明，脑疾病是未来医学研究和世界生命科学领域最重要的前沿领域．

癫痫已经是我国仅次于头痛的第二大常见脑病．事实上古今中外，人们饱受癫痫之苦．1953 年，Bryang 曾著有《天才与癫痫》一书，书中记录有 20 例历史名人癫痫患者，其中帝王将相、数学家、哲学家、作曲家等曾是癫痫患者的不乏其人．例如，我们熟知的凯撒大帝、拿破仑、诺贝尔、梵高、成吉思汗、李小龙等．癫痫主要是大脑结构异常、功能紊乱导致的神经元高度同步病态放电，但是确切的发作机制还不清楚．目前相关的药物治疗、手术干预等传统手段，虽有一定的临床效果但也有明显的弊端．深度脑刺激 (DBS) 虽然被有效使用了 30 多年，但是确切的作用机制也不明确，其他相关的神经调控治疗效果也因人而异．因此对癫痫的认识还需要医学、神经科学、生物学、数学、力学等学科的深入交叉探究和共同参与．

对于脑疾病而言，患者的临床数据能够提供很多动力学特征．例如，帕金森病患者的 β 波会明显提高，癫痫发作时会有不同的脑电波形特征，发作前后呈现复杂的时空演化过程等．因此近年来，作者主要从数学、力学、动力学与控制的角度出发，基于癫痫病患的临床试验数据或者电生理实验现象，建立符合生理意义的微分方程数学模型．由此模型复现癫痫的主要动力学表征，从分子细胞水平或者系统回路水平解释癫痫发病原理从而指导临床干预，辅助实现从"对病治疗"提升为"对症治疗"．

本书主要阐述作者在博士后期间针对癫痫作的相关系统性的研究工作，包括生理学建模、动力学分析、发作预测和刺激调控等方面. 全书共 9 章. 第 1 章主要介绍不同种类癫痫发作与病理机制, 以及常见的调控手段. 第 2 章主要介绍神经动力学相关的基础知识, 包括神经元分类和数学模型, 分岔同步理论、皮质-丘脑环路等. 第 3 章主要根据经典的皮质-丘脑平均场模型研究癫痫发作的时空演化行为. 第 4 章主要借助 Epileptor 模型阐述局灶性癫痫发作的转迁动力学行为. 第 5 章主要利用 Liley 模型介绍与难治性癫痫相关的广义周期放电波形的转迁动力学行为. 第 6 章主要使用 Taylor 模型研究失神癫痫发作的动力学转迁行为和调控模式. 第 7 章主要介绍多室耦合模型下的癫痫传播动力学行为和调控研究. 第 8 章主要介绍星形胶质细胞功能紊乱导致的癫痫发作和传播行为. 第 9 章主要介绍基于临床 EEG 脑电数据建模实现婴儿癫痫的动力学表征和发作预测等.

　　在本书的撰写过程中, 复杂系统动力学与控制工信部重点实验室的主任, 也是作者的博士后合作导师邓子辰教授, 以及实验室副主任都琳教授提出了宝贵意见, 同时特别感谢作者博士后研究期间的合作者, 北京航空航天大学王青云教授, 西北工业大学孙中奎教授, 美国得克萨斯大学阿灵顿分校的苏建忠教授, 美国肯尼索州立大学孝鹏程, 上海应用技术大学柳爽等专家学者以及首都医科大学三博脑科医院栾国明教授, 麻省总医院癫痫服务中心 M. Brandon Westover 教授, 美国得克萨斯大学西南医学中心的 Levi Good、Juan M. Pascual 等医生提供的癫痫临床数据. 另外作者课题组的研究生闫璐瑶、申转、赵玉枝、曹子露等硕博期间的研究工作丰富了本书的内容, 在此向她们一并表示感谢.

　　最后感谢中国博士后科学基金 (项目编号: 2017M6233) 和国家自然科学基金对本书研究工作的资助 (项目编号: 1602192, 1872304).

　　由于作者水平有限, 本书难免存在不足之处, 恳请各位专家、学者和广大读者批评指正.

著　者

2021 年 5 月于西安

目　　录

第 1 章　绪　　论

1.1　脑科学研究及脑疾病

大脑是人体的司令部和信息中心, 为了探索大脑奥秘, 各国先后启动了脑科学研究计划. 2016 年, "脑科学与类脑研究" 被确立为 "十三五" 规划中重大科技创新项目和工程之一, 以研究脑认知的神经原理 (认识脑) 为主题和核心、以研发脑重大疾病诊治新手段 (保护脑) 和脑机智能新技术 (模拟脑) 为两翼 [1-3]. 大脑错综复杂的特性, 决定了脑科学的研究目前还处于起步阶段, 我们对神经系统的认识、神经放电行为的生理认知、神经退行性疾病的致病机制等都没有一个明确的答案 [4-6].

20 世纪后半叶, 非线性动力学作为一门至关重要的学科快速发展, 数学、力学、复杂物理等学科随之有了巨大进展, 不止于此, 几乎所有科学领域都与之相关. 非线性动力学主要研究系统随时间演化所呈现的运动规律 [7,8], 因此, 与我们息息相关的现象或事物几乎都可以借助非线性动力学研究其属性特征. 20 世纪 90 年代后期, 非线性动力学与神经科学交叉融合, 兴起了神经动力学, 该学科迅速成为国内外发展最活跃的前沿交叉学科和研究热点. 神经动力学关注大脑神经系统放电活动的动力学演化行为和信息编码原理. 其中, 大脑疾病如癫痫、帕金森病等的生理过程可以通过动物实验、数学建模等手段建立相应的动力学系统, 模拟疾病的不同发作阶段, 从动力学的角度分析病理机制, 进一步明确潜在的病灶区域及致病原因, 为临床诊断提供更多的可能性 [9,10]. 此外, 运用非线性动力学的知识模拟疾病的治疗以及研究可能有效的治疗手段, 是当代国际的热点问题. 利用非线性动力学建立合理有效的网络模型, 诠释神经疾病的发作过程, 研究内在的发病机制及调控原理, 调节病态的网络行为, 实现健康的生理活动状态, 不仅有助于我们全面了解疾病发作机制, 而且可以为临床治疗提供切实性的启示, 因此, 这一课题对临床领域相当重要.

1.2　癫痫种类及病理机制

癫痫 (epilepsy), 俗称 "羊角风" 或 "羊痫风", 是一种大脑神经元异常放电导致其功能出现短暂障碍的慢性疾病, 已发展成为国内仅次于头痛的第二大神经系统疾病. 据中国最新流行病学资料显示, 国内癫痫的总体患病率为 7.0‰, 年发病率为 28.8/10 万, 1 年内有发作的活动性癫痫患病率为 4.6‰[11]. 截至目前, 我国大约有 900 万癫痫患者, 其中 500 万 ~ 600 万属于活动性癫痫患者, 此外, 患者人数每年新增约 40 万. 2017 年, 国际抗癫痫联盟 (ILAE) 将癫痫分为三种类型: 全面性癫痫 (generalized epilepsy)、局灶性癫痫 (focal epilepsy) 和不能分类的癫痫发作. 约 70% 的癫痫患者在经过正规的抗癫痫药物治疗后可以取得良好的控制效果, 其中 50% ~ 60% 的患者经过 2~5 年的治疗会有所好转并痊愈, 拥有正常的生活工作状态. 癫痫的诱因繁多, 其中遗传因素被医学界认为是重要原因, 尤其是特发性癫痫. 另外, 癫痫的病因与年龄相关, 一般情况下, 患者的年龄不同, 其病因也有所差异.

1.2.1 全面性癫痫

全面性癫痫, 定义为无明显原因的部分或全面性癫痫综合征, 一般起源于大脑半球中的某一点, 并快速传播到其他区域, 这个点可以是皮质或皮质下结构, 以同时累及双侧大脑为主, 屡屡导致异常的同步放电状态, 细分为强直性发作、强直阵挛性发作、阵挛性发作、失神发作、失张力发作和肌阵挛发作等, 占所有癫痫患者的 20%~30%[12]. 癫痫的诊断主要依靠发作期的临床表现和辅助检查 (脑电图 (EEG) 和神经影像学检查) 确定. 各类全面性癫痫的临床发作形式多种多样, 但其 EEG 均有特异性表现, 大多表现为双侧同步且对称的棘慢波复合体, 其他典型的 EEG 包括多棘慢波、睡眠纺锤波、枕部间断性节律性 δ 活动等 [13].

全面性癫痫涉及大部分或全部皮质区域, 体现为病理性脑节律放电, 与认知活动的丧失有关. 此类癫痫的病因复杂, 大多数患者无法准确找到发病原因, 但其具有明显的年龄依赖性, 这可能与遗传因素有密切关系. 一般情况下, 全面性癫痫患者并未发生可以引起癫痫发作的脑部结构性或功能性病变, 及时治疗此类癫痫至关重要, 药物治疗是目前的主要治疗方式. 在治疗过程中, 最好早发现早治疗, 从小剂量开始, 患者应规律服药, 治疗的疗程相对较长. 药物的种类或剂量都应该满足循序渐进的原则, 否则, 可能物极必反, 导致过量服药或癫痫反复发作等不利结果. 常见的抗癫痫药物按作用机制分为两类: 第一类包括苯妥英 (苯妥英钠)、卡马西平、苯巴比妥和丙戊酸, 这些药物通过阻断钠通道达到减少高频重复放电的目的; 第二类包括苯巴比妥和苯二氮䓬, 旨在增强 γ-氧基丁酸 (GABA) 介导的抑制性作用.

癫痫是由大脑神经元异常放电导致的慢性脑科疾病, 神经元的异常放电, 又体现为皮质-丘脑的异常振荡行为, 其发作和传播多与海马体有关, 全面性癫痫更是如此. 反复发作表现为神经集群的同步性、阵发性和过度放电, 不利于儿童在发育期的成长, 甚至阻碍儿童智力的正常发展, 可能导致学习能力下降、智力不及同龄人等更为严重的后果, 尤其是失神癫痫、强直阵挛性癫痫. 另外, 癫痫还会导致神经递质的种类失衡, 在癫痫病理生理机制的研究中, 学者们发现投射抑制性作用的神经递质有所稀缺, 反而投射兴奋性作用的神经递质处于过饱和状态, 这会影响患者的行为认知. 除此之外, 全面性癫痫还会对患者造成不良心理影响, 出现异常抑郁或兴奋等情绪.

1.2.2 局灶性癫痫

局灶性癫痫, 又名部分癫痫发作, 是指神经元的异常放电现象起始于局部脑区, 我们可以称其为致痫灶或致痫区. 相关的脑电记录显示, 局灶性癫痫不止发生在某个确定性的脑区, 换句话说, 致痫区可能包含其他多个脑区, 乃至距离相对甚远的不同脑区, 癫痫样放电也会传播至其他正常脑区. 人类海马切片的电生理记录等表明致痫区神经元的兴奋性会显著增加 [14]. Wendling 等 [15] 指出, 内侧颞叶癫痫主要起源于海马和与其相邻的皮质, 然后传播到大脑的其他区域, 发作时经常伴随意识障碍和身体不自主抽搐, 常规药物治疗往往无法治愈.

局灶性癫痫的病灶区域、异常放电行为的有效传播路径和波及的范围千差万别, 发作期脑电图的记录结果也有所不同. 纵使同一患者、同一类型的发作, EEG 所显示的癫痫放电波形也会发生变化. 总而言之, 局灶性癫痫的脑电记录大体包含局灶性棘波、尖波或棘慢复合波以及局灶性慢活动. 另有学者根据临床 EEG 记录指出, 处于局灶性癫痫发作期的皮质一般呈现 $20\sim40\text{Hz}$ 的 β 节律放电和低 γ 节律放电. 已有研究表明, 颅内 EEG(iEEG) 测得的频率相对较高, 发作期的高频放电处于 $70\sim120\text{Hz}$ 的频率范围 [16-18]. Gnatkovsky 等 [19,20] 指出, 高频发作是局灶性癫痫的主要特点之一, 可用作权衡患者的术前状态及界定致痫区域, 且 Wendling 等提出的神经集群模型可以很好地模拟内侧颞叶癫痫高频发作的脑电特性. 文献 [21, 22] 的研究表明, 患有颞叶癫痫的患者的海马区会出现硬化并伴有阿蒙角 (CA) 区锥体细胞与齿状回细胞的丢失的现象. 一般情况下, 癫痫发作不仅仅包含某一特定的类型, 往往会由一种类型转变为另一种, 这一现象称为不同状态之间的转迁行为, 另外, 癫痫从无到有、从有到无等状态的变化也属于转迁, 临床 EEG 体现为多种特征的脑电波之间的过渡, 动力学角度则体现为分岔现象. Zhang 等 [23,24] 分别从神经元与神经元网络层次, 建立了海马齿状回 (DG)-阿蒙角 3(CA3) 区的基本网络模型和皮质层次慢变量驱动的局灶性癫痫网络模型, 全面系统地探究了癫痫的转迁机制, 通过改变神经受体浓度表征的耦合连接强度, 发现主要神经元可以呈现完整的颞叶癫痫发作转迁过程. 此外, Zhang 等 [25] 通过引入依赖于细胞外脑源性神经营养因子 (BDNF) 浓度的受体, 发现 BDNF 和神经噪声可协同诱导颞叶癫痫的产生.

众多经典的工作致力于局灶性癫痫的调控. 例如, 2007 年, Boon 等 [26] 对 12 名颞叶癫痫患者进行长时程深部脑刺激, 证明了对内侧颞叶施加电刺激是一种潜在的疗法. 2006 年, Yamamoto 等 [27] 表明低频电刺激大脑皮质可以很好地控制内侧颞叶癫痫发作. 2012 年, Tyrand 等 [28] 基于实验现象, 揭示电刺激确实可以减少患者的癫痫发作时间. 同年, Huang 等 [29] 证实了高频刺激能使患有局灶性癫痫的小鼠恢复正常. 2019 年, Li 等 [30] 表明超声波刺激可以抑制小鼠颞叶癫痫, 且与超声波的类型无关. 2020 年, Huang 等 [31] 证明, 经颅磁刺激技术可以利用电磁感应在大脑内部产生电流达到控制神经系统疾病的目的, 从而对颞叶癫痫有显著的控制效果. 在以往的工作中, 我们也曾通过数值模拟发现深部脑刺激可以抑制高频癫痫样放电节律 [32].

1.3 癫痫的诊疗技术

癫痫的病理机制非常复杂, 探索其预防、发作和临床控制的机制是国内外相关领域的关键性科学问题. 近年来, 计算神经科学领域的学者们开始关注与神经疾病相关的非线性理论模型及其动力学行为等科学问题, 以便深入理解神经系统疾病发作的动力学本质, 寻求有效的非线性控制手段和治疗方案. 癫痫是因中枢神经系统功能活动异常引发的顽固性神经系统疾病, 弄清该疾病发生发展的病理机制是神经科学领域的难点问题. 脑电活动是高度动态化的, 为了深刻理解癫痫患者大脑的活动机制, 破译产生各种病态功能的神经环路的运行规则至关重要. 实验记录的病态电活动是集群整体动态活动模式的病态表征, 反映特定病态模式下神经元集群的动态活动, 该整体至少由数以百万计的神经元构成, 根据电生理实验和临床影像学数据, 我们需要对特定的神经元集群进行建模和解码, 从而提出能够有效抑制病态活动的早期诊断和干预方法.

神经元之间的信息交流出现障碍便会导致神经元异常放电, 进而引发神经系统疾病, 近几年, 神经系统疾病的治疗是医学界的热门课题, 癫痫的治疗也不例外. 如何控制和治疗癫痫, 是医生及学者持续关注的问题, 目前常见的治疗手段包括抗癫痫药物治疗、手术治疗和神经调控疗法等. 其中, 抗癫痫药物通过抑制神经元的异常放电达到控制癫痫发作的目的, 效果较为显著, 短期内能有效防止癫痫反复发作, 但如果长期服用, 可能引起全身器官损伤等不良反应. 此外, 在低收入国家, 约四分之三的癫痫患者不能得到及时有效的治疗, 在许多低收入和中等收入国家, 抗癫痫药物不易获得. 传统的抗癫痫药物不良反应更为明显, 这一现状促使新型药物的开发和研究. 尽管新型药物不断问世, 在不良反应方面有所改善, 但对于难治性癫痫患者仍然存在障碍. 在药物治疗失败的情况下, 手术治疗对于难治性癫痫有明显的效果, 但手术承担的风险和术后造成的脑部损伤使得这一疗法并非最优选择, 且最直接的手术方案无疑是切除癫痫灶, 虽然很大程度可以避免癫痫的反复发作, 但是致痫灶的扩散使得潜在的致痫区域扩大, 将会导致治疗不彻底的现象出现. 另外, 昂贵的手术费用给患者及其家庭造成了严重的经济压力. 神经调控疗法借助外部施加的调控方式如电、磁等技术所产生的场效应干预神经系统的放电活动, 已经成为调节大脑功能的有效手段, 常见方法包括深部脑刺激、经颅磁刺激和迷走神经刺激等外部干扰机制, 以及最近正在蓬勃兴起且同时具备高空间特异性、高时间精度和细胞选择性等特征的光遗传调控.

1.3.1 深部脑电刺激

深部脑电刺激 (deep brain stimulation, DBS) 自提出以来, 经过反复的探索和试验, 在多种神经系统疾病中应用颇为广泛, 其对于神经系统疾病的治疗效果值得肯定, 近几年在神经系统疾病的治疗方面扮演着重要的角色. DBS 是一种微损伤的疗法, 主要通过调节刺激的频率和振幅达到不同的治疗效果, 已成为一种可靠的治疗方法. 1987 年, 法国学者 Benabid 首次提出 DBS, 该技术在患者清醒时通过精准定位将微电极植入脑内, 体外调节脉冲器发放不同的脉冲信号至微电极, 同时, 可以改变脉冲信号的频率、宽度和振幅调控靶点目标核团, 达到缓解神经系统疾病和运动障碍的目的, 其装置的示意图如图 1.1 所示 [33,34].

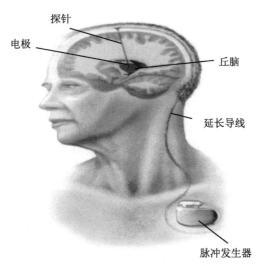

图 1.1 DBS 装置示意图 [34]

随后, 相关的动物实验陆续展开, 为临床应用 DBS 治疗癫痫奠定了坚实基础. Vercueil 等 [35] 不仅证实了基底神经节参与全面性癫痫的控制, 而且通过实验发现, 作用于丘脑长达 5s 的 130Hz 高频刺激可以抑制成年雄性大鼠自发产生失神癫痫; Wyckhuys 等 [36] 基于动物模型, 说明连续的电刺激, 尤其是高频刺

激, 能够完全抑制大鼠的癫痫样活动; Lüttjohann 等[37] 利用 12 只患有失神癫痫
的大鼠分别研究了开环低频刺激和闭环高频刺激的效果, 结果显示, 无论刺激丘
脑腹后核内侧 (ventral postero medial, VPM) 还是丘脑前核 (anterior thalamic
nucleus, ANT), 开环低频刺激都可以诱发产生 8Hz 的类棘慢波放电, 而闭环高频
刺激对于棘慢波的抑制效果更为明显; 文献 [38] 借助自发反复发作的癫痫大鼠模
型, 证实了刺激黑质网状部的优越性, 成功抑制了 97% 的棘慢波; 此外, 癫痫患
者发作前后会有明显的意识障碍, Kundishora 等[39] 通过记录大鼠皮质的眶额叶
皮质外侧 (lateral orbital frontal cortex, LOFC) 区域的放电, 发现只有双侧刺激
丘脑中央外侧核和脑桥网状核才可以减弱癫痫发作期和发作间期的意识障碍, 单
独刺激其一则不然, 这说明 DBS 不仅可以控制癫痫样放电, 还有助于恢复患者的
正常行为; Chen 等[40] 在同一时间内借助透射电子显微镜观察 64 只随机分组
的癫痫大鼠的海马体神经元结构的变化, 结果表明, 施加了 ANT-DBS 的小鼠有
利于减缓早期的发作频率, 并减少神经元结构的损伤; 文献 [41] 基于 Wistar 大
鼠进行实验, 对实验数据采用小波互相关分析方法探讨得出在发作间期施加不规
则 DBS 能够减少发作持续时间, 干扰癫痫样活动由病灶区向同侧半球的传播; 不
仅多个癫痫大鼠实验证明了刺激丘脑前核的有效性, 而且文献 [42] 在患有颞叶癫
痫的猴子的丘脑前核 (ANT) 施加 DBS, 经过对照实验发现癫痫发作的频率有所
减少.

　　随着动物实验的进步, DBS 相关的临床应用受到广泛关注, 刺激靶点的选择
是临床医生的困扰之一. 文献 [43] 首次提出将丘脑中央核作为刺激靶点, 并报告
了 15 例患者的控制结果, 其中 9 例患有强直阵挛性癫痫, 研究显示, 刺激丘脑
中央核明显改善了全面性癫痫发作, 尤其是伴有 Lennox Gastaut 综合征的患者;
同样, Valentín 等[44] 报告了他们的临床结果, 在 11 例受试者中, 6 例全面性癫
痫患者全部得到改善, 而 5 例颞叶患者中, 只有 1 例得到控制, 这说明刺激丘脑
中央核是全面性癫痫患者的可选之一. 显然, 丘脑中央核不是颞叶患者的最优靶
点, 但已有实验表明, 与发生颞叶癫痫息息相关的海马体可能是潜在的靶点. 文献
[45] 追踪了 106 位历经 7 年 DBS 治疗的神经系统疾病患者, 从患者的亲身经验
证实了 DBS 的有效性和安全性; Cukiert 等[46] 选择了 16 位无法手术的难治性
颞叶癫痫患者, 在他们的海马体单侧或双侧植入电极, 应用刺激时长 0.03ms、频
率 130Hz、最大强度 2V 的刺激, 统计患者植入电极后每个月癫痫发作频率, 数据
处理后发现这 16 位患者的发作频率均减少 50% 以上, 这为难治性癫痫患者提供
了新的治疗途径. 此外, 文献 [47] 考虑了个体 ANT 位置差异性这一因素, 认为
在 ANT 中使用 3T MRI 进行直接靶向可能要优于间接靶向, 这可以提高 DBS 的
疗效; Salanova 等[48] 长期随访了 105 例局灶性癫痫的受试者, 在随访的 5 年中,
有 16% 的受试者至少 6 个月无癫痫发作, 且全部患者均未有不良反应, 极大提升

了患者的生活质量, 这项研究再次表明了 ANT-DBS 的疗效性及安全性. 由于丘脑底核 (STN) 在皮质-皮质下运动过程中起着重要的作用, 文献 [49] 假设 6 例患者的致痫灶部分涉及运动区域, 将一个电极暂时植入癫痫发作区同侧的 STN 中, 定量评估了皮质区域在不同频率下对 STN 刺激的电生理反应, 发现高频的 STN-DBS 可调节运动皮质的癫痫样活动; Zhang 等 [50] 将理论研究和患者的具体情况相结合, 提出了一种快速电刺激疗法, 成功治愈了伴有焦虑和抑郁的癫痫患者, 治愈率高达 10%. 值得指出的是, 基底神经节、皮质等都是治疗的可能靶点, 但越来越多的研究综合对比发现, 将丘脑前核作为刺激靶点, 是临床上治疗癫痫的首要选择.

虽然 DBS 已经历经 30 余年的临床试验, 治疗效果也令人惊叹, 但是此种治疗方式仍处于发展阶段, 学者们至今无法解释其内在的机制. Varatharajan 等 [51] 对意识清晰且能自由活动的大鼠的伏隔核施加高频刺激, 通过高效液相色谱法 (HPLC) 进行定量分析, 发现实验组的大鼠较对照组大鼠的明显不同是神经递质 GABA 的水平显著增加, 而谷氨酸、多巴胺等其他递质水平保持不变, 这项实验揭示了 DBS 刺激机制与神经递质的内在关系; Mina 等 [52] 使用患者真实的 EEG 数据, 构建了宏观的皮质-丘脑场模型, 探索了 DBS 调控机制对刺激频率的依赖关系, 结果显示, 不同频率的 DBS 对应不同的机制, 具体地, 低频刺激 ($f < 20\text{Hz}$) 与短时程抑制和前馈抑制有关, 中频刺激 ($20\text{Hz} < f < 70\text{Hz}$) 则导致丘脑输出增强, 且皮质锥体细胞的兴奋性突触后电位 (EPSP) 增加, 而高频刺激 ($f > 70\text{Hz}$) 使得网状核持续处于兴奋状态, 进而导致中继核的放电率急剧下降并抑制癫痫活动; 而文献 [53] 的研究结果说明施加 DBS 后, GABA 和多巴胺水平均发生变化; Yu 等 [54] 对 9 位难治性癫痫患者的不同脑区植入电极, 对比发现, ANT 植入电极后患者海马区内的癫痫棘波和高频振荡显著减少, 且涉及海马区和皮质的大尺度神经元活动被阻挡, 说明作用于 ANT 的 DBS 使得脑区之间产生去同步现象, 这是控制癫痫的潜在机制之一.

近年来, 为探究癫痫的生物物理机制, 国内外学者从动力学角度进行了广泛的研究, 在此基础上, 探讨了多样的调控策略对癫痫网络节律、功能恢复、信息整合和传递的联合作用机制, 从而完善对癫痫的神经调控方案. 传统的 DBS 的计算由如下方程表征:

$$\text{DBS}\left(t\right) = I \times H\left(\sin\left(2\pi tf\right)\right) \times \left(1 - H\left(\sin\left(2\pi\left(t + \delta\right)f\right)\right)\right), \qquad (1\text{-}1)$$

其中, H 是 Heaviside 函数, 满足 $H\left(x\right) = 1$, 若 $x > 0$; $H\left(x\right) = 0$, 若 $x \leqslant 0$. I、f、δ 是刺激的振幅、频率和宽度. 文献 [55] 借助由抑制性突触相连的 3000 个 M-L 神经元构成的计算模型探究周期性脉冲的作用, 结果显示, 依赖于脉冲频率和振幅的周期性驱动能改变神经元之间同步或去同步进程, 提出了一种自适应的闭环 DBS 刺激算法, 即根据神经元的放电速率决定施加于系统的脉冲, 以此改变强直阵挛性发作的刺激模式. Taylor 等 [56] 建立了噪声驱动下的皮质-丘脑系统, 并在无噪声的系统下探讨了单点刺激的影响, 指出单点刺激能否成功抑制棘慢波与刺激的时刻和振幅密切相关, 而刺激的方向似乎并未改变刺激的结果; 文献 [57] 通过耦合皮质区域探究刺激位置的影响, 研究发现, 在相同强度的刺激下, 刺激位置的差异会造成不同的刺激响应; Hu 等 [58] 采用基底神经节-皮质-丘脑网络模型, 将 DBS 分别应用于黑质网状核 (SNr) 和皮质, 对比得出, 在适当的参数范围内调节施加在 SNr 的刺激振幅和周期可以达到控制失神癫痫的目的, 此外, Hu 等 [59] 采用同一模型, 仍然将刺激应用于 SNr, 发现了有趣的双向调控现象, 即调节刺激周期和一个周期内的持续时间可以很好地调控失神发作; Fan 等 [60] 在 Taylor 模型的基础上加入了第二抑制性神经元, 证明了小扰动能诱发和终止棘慢波, 但对于施加扰动的时刻极为敏感, 另外, 详细研究了扰动强度这一因素对结果的影响, 阐释了其鲁棒性特征; Fan 等 [61] 基于皮质-环路系统研究了丘脑网状核对失神癫痫棘慢波放电的调节作用, 在丘脑网状核的调节过程中, 发现单脉冲刺激可以诱发和控制棘慢波放电, 但刺激时刻至关重要, 刺激效果与系统稳定点和极限环吸引域的几何分布相关; 文献 [62] 基于实验和计算模型方法综合研究了决定 DBS 抑制癫痫样活动区域大小的因素, 结果表明, 噪声环境和神经元间的电场作用均会对有效抑制区域产生影响, 当噪声强度较大时, 有效区域仅是局部的, 而噪声强度较小时, 整个网络都会抑制癫痫样活动 (seizure-like events, SLEs), 且强电场作用同步的神经元活动对整个网络中的变化更敏感.

　　DBS 产生的不良反应来源于两个方面, 其一是手术过程中造成的不可逆转性及后期更换电池, 对患者危害极大; 其二是刺激过程中电荷等输入对神经元的影响. 因此, 许多研究致力于优化 DBS 的形式, 如改进波形、靶点目标或电极, 也有研究从能量角度改进 DBS, 控制疾病的同时尽可能降低能量输入, 以此提高电池寿命, 减少更换电池的次数. Foutz 等 [63] 提出了涵盖指数型、Gauss 型在内的八种刺激波形, 相比于传统的矩形脉冲刺激, 1ms 的中心三角脉冲在达到相同刺激结果的同时, 可以减少 64% 的能量, 这是从波形方面的改进. Sahin 等 [64] 对比了多种非矩形脉冲的电荷输入量, 发现线性、指数递减 Gauss 型是更有效的脉冲. Wang 等 [65] 采用生物物理的平均场模型, 探讨了间歇性地向大脑输入刺激脉冲 (corrdinated resetting stimulation, CRS) 在不同的刺激时长、频率、振幅影响下对棘慢波放电 (spike wave discharge, SWD) 的控制效果, 发现尽管 CRS 的作用弱于 DBS, 但安全性明显高于 DBS, 这种刺激方式从电流消耗方面优化了DBS, 有效避免了持续刺激带来的副作用; 文献 [66] 在先前的基底神经节-皮质-丘脑 (basal ganglia-conticothalamic, BGCT) 神经场模型中加入了 STN 的自突触连接, 在此基础上优化了 STN-DBS 的形式, 提出了具有脉冲间期的对称和非对称电荷平衡的双相脉冲刺激 (S-CBBP-IPGx 和 AS-CBBP-IPGx), 结果显示, 这种刺激形式存在双向调控机制, 而且对比之下, S-CBBP 具有更好的控制效果, 且脉冲间期 IPG 的值并非越小越好; 2019 年, Wang 等 [67] 基于单室的 Taylor 模型证实了丘脑中继核 (TRN) 在失神癫痫诱发和控制过程中的关键作用, 并将三种刺激策略应用于 TRN, 分别是传统的 DBS、1 : 0 CRS 和 3 : 2 CRS, 同样出于安全角度认为含有周期间歇的刺激模式更加符合生理需求, 且能取得良好的调控效果; 随后, Fan 等 [68] 将基底神经节区域作为输入, 简化了传统的 BGCT 模型, 进一步改进了 CRS 模式, 提出了单脉冲交替间歇刺激策略 (SARS), 刺激靶点包括丘脑网状核、丘脑中继核和皮质, 根据神经元集群的特征施加正或负刺激, 从能量消耗的角度认为, $m : n$ on-off SARS 的效果最好, 此外, 作者借助平均放电率等指标从动力学角度证实了这一结论. 优化的 DBS 形式如表 1.1 所示.

表 1.1 优化的 DBS 形式

名称	形式	备注	来源
矩形脉冲	$D(t) = As[u(t) - u(t - \tau)]$	A 为强度, τ 为脉冲宽度	[64]
线性增长脉冲	$D(t) = At$	A 为强度, τ 为脉冲宽度	[64]
线性减小脉冲	$D(t) = A(\tau - t)$	A 为强度, τ 为脉冲宽度	[64]
指数增长脉冲	$D(t) = Ae^{\frac{-5(t-\tau)}{\tau}}$	A 为强度, τ 为脉冲宽度	[64]
指数减小脉冲	$D(t) = Ae^{\frac{-5t}{\tau}}$	A 为强度, τ 为脉冲宽度	[64]
正弦脉冲	$D(t) = A\sin\frac{\pi t}{\tau}$	A 为强度, τ 为脉冲宽度	[64]
CBS	$I_{\text{CBS}}(t) = \beta_1 u(t) + \beta_2 u(t)$	β_1, β_2 为刺激开关, $u(t)$ 为传统的 DBS	[67]
S-CBBP	$D_S(t) = \begin{cases} \delta, & kT < \lvert t \rvert < kT + \delta \\ \delta, & -kT + \delta + \text{IPG} \leqslant \lvert t \rvert \leqslant kT + 2\delta + \text{IPG} \\ 0, & \text{其他} \end{cases}$	IPG 为间歇期, T, δ 为周期和持续时间	[66]
AS-CBBP	$D_S(t) = \begin{cases} \delta, & kT < \lvert t \rvert < kT + \delta \\ 0, & kT + \delta < \lvert t \rvert \leqslant kT + \delta + \text{IPG} \\ \dfrac{-\delta}{T - \delta - \text{IPG}}, & kT + \delta + \text{IPG} < \lvert t \rvert \leqslant (K+1)T \end{cases}$	IPG 为间歇期, T, δ 为周期和持续时间, k 为脉冲强度	[66]

深部脑刺激作为一种脑起搏器技术, 着实改善了患者的身体状况和生活质量. 即便如此, 任何外部刺激模式的选取, 不能单一考虑其控制效果, 伴随的副作用及患者的耐受度等安全问题同等重要. 患者的个体特异性是另一个焦点问题, 这些无疑增加了临床治疗的难度. 为此, 基于动力学模型检验多种刺激策略的可行性, 是寻找可能性治疗模式的第一步, 也是扩大治疗模式可选范围的敲门砖.

1.3.2　经颅磁刺激

作为一种非侵入性的皮质刺激形式, 磁刺激技术将脉冲磁场施加于中枢神经系统, 此时皮质神经细胞的膜电位发生变化, 产生感应电流, 从而影响脑内的代谢活动和神经电行为, 引发一系列生理生化反应, 如图 1.2 所示.

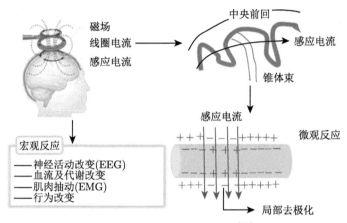

图 1.2　磁刺激效应示意图[69]

为从数学模型角度研究电磁场的生物效应, Schwan[70] 基于神经元模型探究电磁场诱导膜极化电压的变化, 总结了神经元的响应机制; 随后, Kotnik 等[71] 建立了球形神经元模型, 进而计算感应跨膜电压. 考虑到神经元的不规则形状和极化长度, Radman 等[72,73] 改进了电磁场对球形神经模型的电磁效应, 如图 1.3 所示.

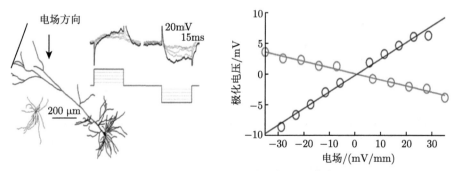

图 1.3　电场引起膜电位变化示意图[72]

Modolo 等得到了修正后电场诱导膜极化电压模型, 方程如下:

$$\frac{d\Delta V}{dt} + \frac{\Delta V}{\tau} = \frac{A}{\tau}E, \tag{1-2}$$

其中, τ 表示 Maxwell-Wangner 时间常数, 代表细胞膜上电荷转移速度, A 为膜极化长度, E 表示电场强度.

另一种观点是电磁辐射或磁通量能量引起的跨膜电流改变. 文献 [74, 75] 基于能量理论的基础发展研究了电磁辐射模型下的神经系统动力学. 电磁辐射能量被神经元吸收并引起膜电流的改变 ΔI, 具体模型如下:

$$\Delta I = \sqrt{g_m}\left(\sqrt{|P|} - \sqrt{|P - P_0|}\right), \tag{1-3}$$

其中, g_m 为神经元对电磁辐射能量的吸收率, P 为单个神经元电路的总功率, P_0 为神经元吸收电磁辐射并转化为自身电能的功率. 文献 [76, 77] 基于神经元的磁记忆效应和忆阻器原理, 从磁流角度建立并研究电磁效应下神经元的动力学行为, 如图 1.4 所示. 模型如下:

$$\Delta I = kW(\phi)V, \tag{1-4}$$

$$\frac{d\phi}{dt} = kV, \tag{1-5}$$

$$W(\phi) = \alpha + 3\beta\phi^2, \tag{1-6}$$

$$\frac{d\phi}{dt} = \frac{2e}{\hbar}V, \tag{1-7}$$

其中, V 表示电容两端的输出电压, 变量 ϕ 表示忆阻器上的磁通量, $W(\phi)V$ 表示电磁感应引起的感应电流, 系数 $k = \dfrac{1}{N}$ 描述感应强度, 忆阻器产生的电磁感应与 N 匝感应线圈所产生的相似, ϕ 表示相位差, $\hbar = \dfrac{h}{2\pi}$, h 是普朗克常数, e 是电子的电荷.

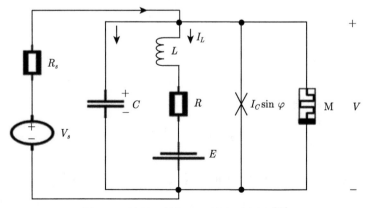

图 1.4 神经元的忆阻器效应示意图 [78]

Gianni 等 [79] 模拟了电磁场作用下的多室神经元模型的随机共振和分岔行为. 王江等 [80-82] 探讨了在感应电场激励下神经系统的动力学行为和放电模式, 并全面研究了电磁作用下神经元网络的同步、斑图动力学行为. 马军等 [77,83] 研究了感应电场诱导规则 H-H 神经元网络的螺旋波动力学行为及磁流作用下神经元的随机共振、同步等现象; 都琳、曲良辉等 [84-86] 基于离子跨膜运动所产生的电磁感应, 探究了电磁扰动对单个神经元和环式神经元网络放电活动的影响, 观察了电磁噪声诱导 Morris-Lecar 神经元放电模式的转迁现象.

基于神经集群模型, Wilson 等从生物物理模型角度建立了神经场层次的经颅磁刺激 (TMS) 模型 [69,86,87], 如图 1.5 所示. TMS 脉冲密度 $\phi_x(t)$ 模型如下:

$$\phi_x(t) = \phi_x^{\max} \left(\sum R\left(t - t_j^p\right) - \left\langle \sum R\left(t - t_j^p\right) \right\rangle_t \right), \tag{1-8}$$

其中, t_j^p 为 TMS 中第 j 个脉冲的时间, $\phi_x^{\max}$ 为每个脉冲的振幅, $R(t)$ 为持续时长 0.5ms 的脉冲函数:

$$R(t) = \begin{cases} 1, & 0 < t < 0.5, \\ 0, & \text{其他}. \end{cases} \tag{1-9}$$

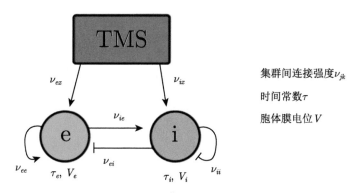

图 1.5   TMS 对神经集群作用的示意图 [69]

$d_{f,p}^{\mathrm{STDP},v}$ $(v = i, c)$ 模型预测时间依赖突触可塑性 (STDP) 对 cTBS 和 iTBS 刺激范式的响应, 如图 1.6 所示. 模型如下:

$$d_{f,p}^{\mathrm{STDP},v} = \frac{1}{M} \frac{w_{ee}}{dt}, \tag{1-10}$$

其中, M 是总脉冲率 (每个脉冲串的脉冲数 p 乘以其脉冲率 f).

与 DBS 相比, 磁刺激技术具有无痛无创、安全有效和副作用小等优点. 研究表明, 经颅磁刺激在诊断和治疗癫痫方面作用明显. 一方面, 经颅磁刺激衍生的标志物可以实现抗癫痫药物 (AED) 靶点介入的早期测量, 还可以促进抗癫痫药物的药代动力学和药效学研究. 此外, 经颅磁刺激还可用于早期预测不同抗癫痫药物治疗患者的疗效, 以及用于癫痫网络的直接神经调节. 另一方面, 从治疗角度, 尽管经颅磁刺激 (TMS) 在试验中取得了良好的结果, 但仍需要优化治疗模式和确定 TMS 的理想范式. 最后, 临床前经颅磁刺激试验已经提供了其对兴奋抑制比的影响机制, 并可能促进合理的药物-设备偶合治疗模式的发展. 总的来说, 经颅磁刺激在调节和测量皮质兴奋性变化方面的能力彰显了其在促进癫痫治疗中的独特作用[88].

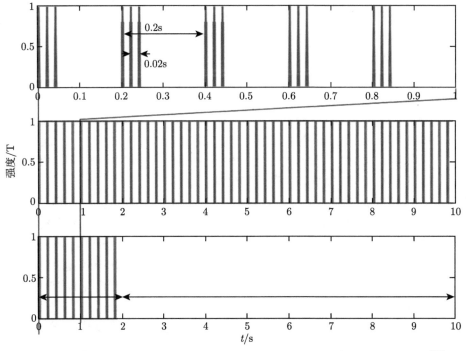

图 1.6　TMS 范式. 从上往下依次表示重复 TBS、cTBS 以及 iTBS 刺激协议[87]

1.3.3 光遗传刺激

早在 1979 年, 诺贝尔奖获得者弗朗西斯·克里克 (Francis Crick) 在 *Scientific American* 中就指出, 科学家需要一种能精确控制一类细胞活动同时又不影响其他细胞的技术手段, 并大胆推测光控调节可能会实现这个想法. 直到 2005 年, 美国斯坦福大学卡尔·戴瑟罗斯 (Karl Deisseroth) 和麻省理工学院爱德华·博伊登 (Edward Boyden) 等首次在哺乳动物神经元中表达微生物光敏蛋白, 实现了对神经元毫秒级动作电位稳定且持续的控制, 证实了绿藻中视蛋白可以使神经元产生对光的应答, 至此光遗传学技术初具雏形, 并在 2010 年被 *Nature Methods* 评为年度技术, 被誉为 21 世纪神经生物学最有影响力的技术方法. 长久以来, 尽管电刺激有着不错的时间分辨率, 但面对多个不同的空间尺度时, 电刺激无法准确地作用于大脑中的特定神经集群 [89,90]. 近些年, 光遗传学技术逐步发展, 更为有效地解决了这类问题.

光遗传学技术整合了光学、遗传学、基因工程、细胞生物学、电生理学等众多学科, 通过深入大脑内部相关环路探明脑疾病的神经回路基础, 彻底改变了人类探索脑回路的实验方式. 光遗传学技术可以特定激活或者抑制处在复杂脑区中的部分神经元而使其他集群几乎不受影响 [91]. 光遗传学技术选择病毒作为载体, 将编码光敏感蛋白的基因输入到特定的靶细胞, 通过不同波长的外源光对其进行照射, 达到精准的兴奋或抑制功效, 进而调控神经系统. 其中, 光敏蛋白分为激活型和抑制型, 分别迅速启动和抑制神经元的兴奋或静息. 目前发展的激活型通道蛋白有 ChR2、CHETA、C1V1 及 ReaChR 等 [92], 抑制型通道蛋白有 NpHR、Arch、Mac 等 [93]. 光遗传学实验的基本步骤如图 1.7 所示 [94], 依次表示为: 把光敏感蛋白整合到病毒载体、把病毒载体注射到靶细胞、把光纤导入到研究动物体内、光刺激光敏感蛋白, 用于检测神经信号的变化. 随着光遗传学技术的不断发展, 有望通过光遗传学的理论模型分析与生理实验研究相结合等方式, 解决诸如癫痫、帕金森综合征、阿尔茨海默病、抑郁症等生理机制问题.

光遗传在癫痫治疗领域的首次探索是在 2009 年, Tønnesen 等 [95] 采用体外培养的大鼠脑片癫痫模型, 成功地将 NpHR 表达在海马锥体细胞和颗粒细胞上, 有效地抑制了动作电位的去极化, 明显缩短了癫痫的发作时间. 随后 Sukhotinsky 等 [96] 通过清醒大鼠体内诱导急性癫痫发作, 在海马锥体神经元表达 NpHR, 显著延迟和抑制了癫痫的形成与传播. Ledri 等 [97] 发现靶向中间神经元的光激活能够抑制急性海马脑片中持续的癫痫样放电活动. Paz 等 [98] 采用闭环控制, 通过局灶性缺血梗死模型诱导丘脑-皮质癫痫, 发现此类发作与丘脑皮质神经元的异常兴奋有关, 且 eNpHR 可靶向降低丘脑-皮质神经元的兴奋性, 从而抑制痫性放电和控制癫痫发作. 考虑到功率的要求、持续光传递热量可能产生的有害影响, 以及长时间激活视蛋白的副作用等限制因素, 闭环刺激疗法更接近于人类的临床应用. Krook-Magnuson 等 [99] 采用两种策略对慢性颞叶癫痫小鼠模型进行闭环控制: 在锥体细胞和小清蛋白中间神经元分别表达 NpHR 和 ChR2 通道蛋白. 结果显示, 两类光敏蛋白都能抑制所有动物癫痫发作及癫痫性放电, 且癫痫活动多数在 1s 内中止. 同样的方法被用于表达 NpHR 的转基因小鼠海马齿状回颗粒细胞, 5s 内 75% 的癫痫发作停止, 发作持续时间缩短 66%[100]. Soper 等 [101] 随后证明在各种癫痫大鼠模型中, 通过 ChR2 激活上丘脑能够减弱癫痫发作活动. 这些作用涉及前脑和脑干的癫痫发作、复杂的部分性癫痫发作、失神癫痫发作、脑干癫痫发作等. 大脑单个区域的调节能减少不同癫痫模型中的癫痫发作, 说明光遗传的靶向作用在各种环路中有广泛影响.

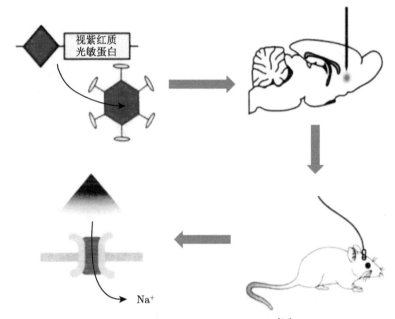

图 1.7 光遗传学实验基本步骤 [94]

随着光遗传学技术在临床生理实验中的一系列成果涌出, 其理论研究方面也陆续开展, 并取得不少进展. Nikolic 等 [102] 对表达 ChR2 海马细胞的光动力学进行研究, 2006 年建立了三模态的数学模型理论, 成功模拟 ChR2 光遗传刺激, 所得结论与实验现象高度一致, 随后其建立的四模态模型更好地呈现了 ChR2 的双指数衰减现象 [103]. 2013 年, Stefanescu 等 [104] 分别对比三模态、四模态模型在不同的 ChR2 变异体下的模型结论与实验现象, 其中, 三模态模型包含三个不同的状态: 关闭态 (closed)C、开放态 (open)O、对光不敏感的关闭态 (desensitized)D. 当没有光刺激时, 假设 ChR2 分子处于状态 C. 在大约波长为 475nm 的光照下, ChR2 分子的构象发生变化并且跃迁到状态 O, 随后自发跃迁到关闭但对光不敏感的状态 D. 最后, 经历一个较长的恢复时间, ChR2 又返回为状态 C. 具体的原理如图 1.8 所示.

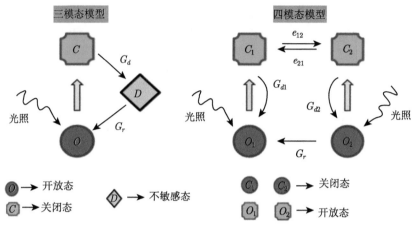

图 1.8   三模态、四模态模型的原理图 [104]

其中, ChR2 三态模型的数学描述如下:

$$\dot{O} = P(1 - O - D) - G_d O, \tag{1-11}$$

$$\dot{D} = G_d O - G_r D, \tag{1-12}$$

其中, $O + D + C = 1$, P 表示从状态 C 到状态 O 跃迁过程中的光激发率; G_d, G_r 分别表示从状态 O 到状态 D、状态 D 到状态 C 跃迁过程中的速率常数; 进入到细胞膜的 ChR2 光电流方程如下:

$$I_{\mathrm{ChR2}} = g_1 V O, \tag{1-13}$$

其中, V 为表达了 ChR2 的神经元的膜电位; g_1 表示 ChR2 离子通道的最大电导率; O 表示开放态.

相较于三模态模型, 四模态模型的提出主要是为了解释实验中观察到的现象: 在长时间光脉冲刺激结束后, 野生型 ChR2 的双指数衰减现象. 四模态模型包含以下四种状态: 关闭态 C_1、C_2, 开放态 O_1、O_2. 原理如图 1.8 所示.

ChR2 四模态模型可由以下的常微分方程来描述:

$$\dot{O}_1 = P_1 S(1 - C_2 - O_1 - O_2) - (G_{d1} + e_{12}) O_1 + e_{21} O_2, \tag{1-14}$$

$$\dot{O}_2 = P_2 S C_2 + e_{12} O_1 - (G_{d2} + e_{21}) O_2, \tag{1-15}$$

$$\dot{C}_2 = G_{d2} O_2 - (P_2 S + G_r) C_2, \tag{1-16}$$

$$\dot{S} = (S_0(\theta) - S)/\tau_{\mathrm{ChR2}}, \tag{1-17}$$

其中, $C_1 + C_2 + O_1 + O_2 = 1$; 参数 P_1、P_2 分别为状态 C_1、C_2 的最大激活率; G_{d1}、G_{d2} 分别表示从状态 O_1 到状态 C_1、状态 O_2 到状态 C_2 跃迁过程中的速率常数; e_{12}、e_{21} 分别表示从状态 O_1 到状态 O_2、状态 O_2 到状态 O_1 跃迁过程中的速率常数; G_r 表示光脉冲结束后, 状态 C_1 的恢复率; 函数 S 用来捕捉光蛋白构象变化的时间动力学; S_0 是 Sigmoid 函数: $S_0(\theta) = 0.5(1 + \tan h(120(\theta - 0.1)))$, $\theta(t)$ 描述了光刺激策略: $\theta(t) = \sum_i \Theta(t - t_{i\text{on}}) \Theta(t_{i_{\text{off}}} - t)$, 其中, $\Theta(x)$ 是 Heaviside 函数, 当 $x > 0$ 时 $\Theta(x) = 1$, 否则 $\Theta(x) = 0$.

ChR2 光电流方程如下:

$$
\begin{aligned}
I_{\text{ChR2}} &= V(g_1 O_1 + g_2 O_2) \\
&= V(g_1 O_1 + \gamma O_2),
\end{aligned} \tag{1-18}
$$

其中, $\gamma = \dfrac{g_2}{g_1}$, g_1, g_2 分别表示在状态 O_1 和 O_2 下 ChR2 离子通道的最大电导率.

基于上述模型, Stefanescu 等扩展研究了 ChR2 模型在耦合神经元集群中的动力学影响. 2014 年, Selvaraj 等 [105] 又将光遗传模型刺激施加在了皮质-丘脑病变导致的癫痫网络中, 研究其对癫痫异常发作的控制和影响.

与电刺激相比, 光遗传在解剖和调节与癫痫发生和传播有关的电路方面提供了更高的精确度. 而且, 光遗传刺激对能量消耗、生理结构的要求以及刺激频率和强度的分辨率上都有优势. 尽管存在挑战, 光遗传学使得非侵入式的 DBS 治疗成为可能. 在小鼠丘脑表达 ChR2, 同时电刺激皮质部位诱发癫痫样发作, 接着蓝光刺激丘脑区域, 完整的实验结果显示高频率和长时间的光刺激能有效抑制癫痫活动 [106]. 研究者利用光遗传学技术选择性激活小鼠的 5-HT 神经元并刺激中脑背核, 明显降低了由噪声刺激诱发的癫痫发作引起呼吸骤停的发生率 [107]. 这些探索都为精准治疗各类癫痫的药物新靶点研究提供了非常重要的实验依据. 光遗传学技术虽然能够研究特定细胞类型如何影响大脑功能及紊乱状态, 在研究初期就用于治疗眼疾等临床疾病, 但是, 该技术目前仍处于探索和发展阶段, 还有诸多问题亟待解决, 包括载体毒性、输送效率、细胞靶向特异性、光源分散性、插入特异性等.

1.3.4 其他调控策略

除此之外, 利用最优化理论、工程理论等手段控制癫痫也是值得借鉴的. 比如, 最优控制理论旨在在特定的最优准则情形下将成本函数最小化, Ruths 等 [108] 将癫痫终止作为成本函数, 通过最优控制理论和拟谱方法得到了消除失神癫痫的最优参数; 文献 [109] 将癫痫治疗当作经典的控制问题, 利用 Pinsky-Rinzel 开发反馈控制器, 直接控制胞体输入, 通过观测胞体膜电压的频率区分癫痫状态和正常状态, 仿真结果表明了输入-输出反馈控制的有效性, 对癫痫治疗存在潜在的应用价值. Maksimenko 等 [110] 提出了通过脑机接口控制失神癫痫的想法, 开发了实时监测算法, 并借助失神癫痫的幼鼠 (6~7 个月) 进行验证, 该算法第一时间有效检测到了 80% 的棘慢波放电, 及时输入脉冲刺激使得癫痫发作得以控制. Zhang 等 [111] 基于慢变量将两个皮质振子耦合在一起, 并扩展为无标度的癫痫网络, 通过同步性指标 PLV 判断刺激哪些节点可以实现良好的控制目标, 有别于传统的刺激策略, 这样有助于建立患者的特异性与刺激策略的对应关系, 从而优化刺激模式. 文献 [112] 基于复杂的 Epileptor 模型介绍了一种设计反馈控制器的方法, 使用精确解线性局部模型的组合来描述癫痫系统的非线性动力学, 基于此计算反馈控制增益来抑制癫痫发作, 以及获得精确解的特定形式作为输入刺激, 该方法具有一定的普适性, 完美地契合了不同波形的控制需求.

第 2 章 基 础 知 识

大脑的神经系统是一个错综复杂的网络, 学者们通过多种途径探讨其特性. 非线性学科与神经生物学交叉后的新兴学科神经动力学, 借助非线性的理论方法, 研究神经系统的动力学行为, 揭示内在的工作机制, 其中, 神经疾病是一个热门课题. 神经系统本身具有维度高、网络结构复杂等特性, 这无疑增加了这一课题的挑战性. 本章主要介绍神经系统生物学和非线性动力学的基础知识, 为后续的研究工作埋下根基.

2.1 神经系统的生物学基础

神经元细胞及它们之间的突触权重连接和胶质细胞共同构成了纵横交错的大脑神经系统, 这个系统维持人体正常的工作、学习和生活. 根据执行功能的差异性, 看似整体的大脑被划分为多个功能区, 如运动区、语言区、听觉区等. 神经元是各项大脑活动的功能基础, 在接收刺激信号时, 神经元通过突触这一连接结构将信号有序地传向特定神经元, 逐级精确地完成信号传递, 最终使信号到达相应脑区.

2.1.1 神经元的结构及分类

作为神经系统的基石, 神经元占有举足轻重的地位, 不仅能产生动作电位, 还能长距离传递电信号. 电信号是脑内信息传递的最主要方式, 是信息流的主体. 图 2.1 展示了神经元细胞的基本结构. 胞体 (soma)、树突 (dendrite)、轴突 (axon) 和神经末梢 (nerve ending) 是神经元的基本组成部分, 不同的神经元外观千差万别, 主要由特定功能决定 [14]. 胞体是神经元的核心, 位于细胞中央, 主要负责接收和整合外来信息或刺激并传出, 是信息处理的中心, 其形状、大小差异性较强, 直径 4~120 μm 不等. 细胞质中分布着斑块状的核外染色质 (又名尼尔小体), 并且还有大量的神经元纤维. 细胞突起是由胞体延伸出来的细长部分, 考虑到突起的形态结构和功能有所不同, 又可将其分为树突 (dendrite) 与轴突 (axon). 树突是从胞体发出的一个至多个突起, 整体呈现放射形. 胞体中较粗的起始部分经反复分支而逐渐变细, 形状似树枝. 每个神经元可以有一个或多个树突, 用来接收刺激并将兴奋传入胞体. 在特殊银染标本上, 可见树突表面有很多棘状突起, 被称为树突棘 (dendritic spine), 是形成突触的部位. 它们长 0.5~1.0 μm, 粗 0.5~2.0μm. 树突的

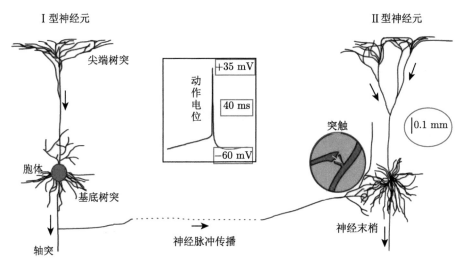

图 2.1　神经元基本结构及其突触连接示意图 [116]

结构——多个分支和树突棘, 增加了神经元接收刺激的表面积. 轴突为细胞的输出端, 长度一般较长, 从胞体延伸出来. 许多轴突由髓鞘包裹, 作用是与其他细胞的信息流绝缘. 沿鞘壁有许多豁口, 称为郎飞结. 每个神经元只有一个轴突, 把兴奋刺激从胞体传送到另一个神经元或其他组织, 如肌肉或腺体. 较长的轴突上套有一层鞘, 组成神经纤维, 末端的细小分支叫做神经末梢 (nerve ending). 树突的末端接收来自其他神经元传入的信号, 并将接收的信号传递给神经元, 而轴突的分支将接收的信号传给其他神经元或效应器, 因此, 树突是传入神经的末梢, 轴突是传出神经的末梢.

　　神经元的分类方法有很多种, 如以神经元突起数目、神经元功能、释放的递质种类及神经元作用等进行分类, 可参见 http://www.yixue.com/%E7%A5%9E%E7%BB%8F%E5%85%83, 图 2.2 为几类神经元的结构示意图.

2.1.1.1　根据神经元突起的数目分类

　　(1) 假单极神经元 (pseudounipolar neuron): 从胞体发出一个突起, 在离胞体不远处呈 T 形分为两支, 因此, 称为假单极神经元. 其中一支突起细长, 结构与轴突相同, 伸向周围, 称为周围突 (peripheral process), 其功能类似树突, 能感受刺激并将冲动传向胞体; 另一分支伸向中枢, 称为中枢突 (central process), 将冲动传给另一个神经元, 类似轴突, 如脊神经节内的感觉神经元等.

　　(2) 双极神经元 (bipolar neuron): 从胞体两端各发出一个突起, 分别是树突和轴突, 如耳蜗神经节内的感觉神经元等.

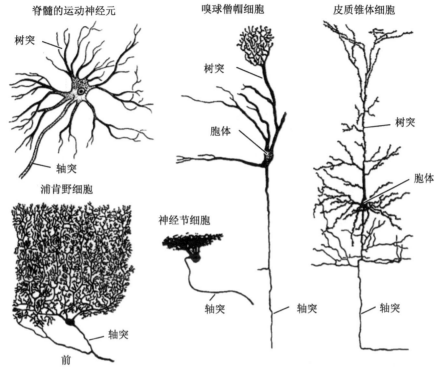

图 2.2 几类神经元结构示意图 [115]

(3) 多极神经元 (multipolar neuron): 包含一个轴突和多个树突, 是人体中数量最多的一类神经元, 如脊髓前角运动神经元和大脑皮质的锥体细胞等. 多极神经元又可依轴突的长短和分支情况分为两型: ① 高尔基 I 型神经元, 其胞体大, 轴突长, 在行径途中发出侧支, 如脊髓前角运动神经元; ② 高尔基 II 型神经元, 其胞体小, 轴突短, 在胞体附近发出侧支, 如脊髓后角的小神经元以及大、小脑内的联合神经元.

2.1.1.2 根据神经元的功能分类

(1) 感觉神经元, 也称传入神经元 (afferent neuron), 主要传导感觉冲动, 胞体在脑、脊神经节内, 多为假单极神经元, 其突起构成周围神经的传入神经纤维. 神经纤维终末在皮肤和肌肉等部位形成感受器.

(2) 运动神经元 (motor neuron), 也称传出神经元 (efferent neuro), 是传导运动冲动的神经元, 多为多极神经元. 胞体位于中枢神经系统的灰质和植物神经节内, 其突起构成传出神经纤维. 神经纤维终末, 分布在肌组织和腺体, 形成效应器.

(3) 中间神经元 (interneuron), 也称联合神经元 (association neuron), 在神经

元之间起联络作用, 属于多极神经元, 在人类神经系统中数量最多, 该类神经元构成中枢神经系统的复杂网络. 胞体位于中枢神经系统的灰质内, 其突起一般也位于灰质.

2.1.1.3   根据神经元释放的神经递质种类分类

(1) 胆碱能神经元 (cholinergic neuron): 该神经元的神经末梢释放乙酰胆碱, 如脊髓前角运动神经元等.

(2) 胺能神经元 (aminergic neuron): 释放单胺类神经递质, 如肾上腺素、去甲肾上腺素、多巴胺、5-羟色胺、组胺等. 其中, 释放肾上腺素的神经元称为肾上腺素能神经元, 如交感神经节内的神经元等.

(3) 氨基酸能神经元: 释放谷氨酸、γ- 氨基丁酸等.

(4) 肽能神经元 (peptidergic neuron): 释放脑啡肽、P 物质等肽类物质, 如下丘脑和肌间神经丛内的神经元等. 这类神经元所释放的物质总称为神经肽 (neuropeptide). 目前认为神经肽不直接引起效应细胞的改变, 仅对神经递质的效应起调节作用, 故将神经肽称为神经调质 (neuromodulator).

2.1.1.4   按照神经元的作用分类

(1) 兴奋性神经元: 向其他神经元投射兴奋作用, 如大脑皮质的锥体神经元.

(2) 抑制性神经元: 对其他神经元投射抑制作用, 如丘脑网状核 [114].

2.1.2   神经元动作电位的产生机制

20 世纪三四十年代, Alan Hodgkin 和 Andrew Huxley 两位科学家在枪乌贼的巨轴突 (squid giant axons) 上利用电压钳技术, 记录到了清晰的动作电位. 该项研究成果最早发表在 1939 年的 *Journal Nature* 上, 两人因此获得了 1963 年的诺贝尔生理学或医学奖. 在生理学研究中, 动作电位是指可兴奋组织或细胞受到阈上刺激时, 在静息电位基础上发生的快速、可逆转、可传播的细胞膜两侧的电位变化. 动作电位由峰电位和后电位组成, 分别对应去极化 (depolarisation) 和超极化 (hyperpolarization) 过程. 动作电位的主要成分是峰电位. 下面将分别介绍动作电位的形成条件和发生机制 [116].

2.1.2.1   动作电位的形成

动作电位的形成包含以下三个条件

(1) 细胞膜的内外两侧存在离子浓度差, 具体表现为: 细胞膜内 K^+ 浓度较高, 细胞膜外 Na^+、Ca^{2+}、Cl^- 浓度较高. 依靠离子泵的主动转运才可维持这种浓度差, 其中主要是钠钾泵, 它将 K^+ 引入细胞, 并将 Na^+ 泵出细胞.

(2) 当细胞状态不同时, 细胞膜对不同离子的通透性有所差异. 例如, 静息状态时, 细胞膜主要允许 K^+ 通透, 而当去极化到阈电位水平时, 细胞膜主要允许 Na^+ 通透.

(3) 可兴奋细胞或组织受到高于阈强度的刺激.

2.1.2.2 动作电位发生机制

发生机制分为以下几步, 如图 2.3 所示.

(1) 细胞处于静息状态时, 由于细胞膜内外两侧一些离子存在浓度差, 如 Na^+、K^+、有机酸根离子等, 且细胞膜对不同离子的通透性不同, 使得细胞膜内外维持大约 $-70\mathrm{mV}$ 的静息电位, 电压门控 Na^+、K^+ 通道处于关闭状态.

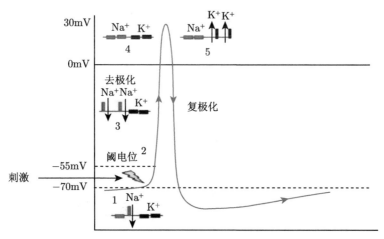

图 2.3 神经元动作电位示意图 [117]

(2) 当可兴奋细胞受到刺激时, 少数的 Na^+ 通道开放, 细胞发生去极化, 当细胞逐步去极化达到阈电位时, 电压门控 Na^+ 通道和 K^+ 通道逐步开放, 且 Na^+ 通道瞬时开放, K^+ 通道则延迟开放, 这使得细胞膜对 Na^+ 的通透性增强, 造成大量的 Na^+ 内流, 细胞膜内电位变正, 即 Na^+ 通道的开放是正反馈作用, 细胞快速去极化, 形成动作电位的上升相.

(3) 随后, 电压门控 Na^+ 通道失活, 细胞膜对 Na^+ 的通透性降低, 延迟的电压门控 K^+ 通道开放, 此时由于细胞膜内电位为正, 且膜内 K^+ 浓度较高, 进而导致 K^+ 顺浓度梯度流出细胞, 细胞迅速复极化恢复到负电位, 构成了动作电位的下降相; 由于 K^+ 电导的变化没有失活现象, 只会在膜电位的恢复过程中逐渐下降, 因此延时较长, 产生正后电位, 其中, K^+ 通道持续开放, Na^+ 通道逐步恢复至关闭状态.

(4) 最后, 电压门控 K^+ 通道逐步关闭, 细胞膜对 K^+ 的通透性降低, 少量的 K^+ 流出细胞, 此时, 细胞膜上的钠钾泵活动增强, 排 Na^+ 摄 K^+, 加速离子浓度的恢复, 从而重新使细胞处于静息状态.

2.1.3　突触及神经递质

突触 (synapse) 是神经元信息传递过程的重要结构, 如图 2.4 所示. 1897 年, 著名的生理学家谢灵顿首次提出突触的概念. 当时他从机能连接的角度出发, 推测一个神经元与另一个神经元之间存在特殊的部位将二者连接, 即突触, 直到 20 世纪 50 年代, 突触的结构才正式确立[114]. 它是两个神经元之间或者神经元与非神经元之间相互接触的部位, 并借此实现两个细胞间的信息传递. 神经元之间的连接方式多种多样, 如轴突-树突突触, 即一个神经元的轴突末梢与另一个神经元的树突相接触; 轴突-胞体突触, 即一个神经元的轴突末梢与下一个神经元的胞体相接触; 此外还有轴突-轴突突触和树突-树突突触等, 可参见 http://www.a-hospital.com/w/%E7%AA%81%E8%A7%A6.

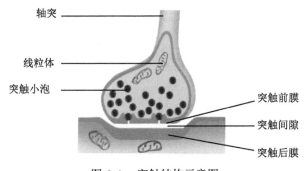

图 2.4　突触结构示意图

突触通常分为突触前成分 (presynaptic element)、突触间隙 (synaptic cleft) 和突触后成分 (postsynaptic element). 突触前成分一般为神经元轴突末端, 呈球状膨大, 且轴突膜增厚形成突触前膜, 同理, 突触后成分通常为神经元的胞体膜或树突膜, 与突触前膜相对应的部分增厚形成突触后膜, 前膜和后膜之间宽 15~30nm 的窄缝即为突触间隙, 其中包含糖胺多糖 (如唾液酸) 和糖蛋白等.

根据神经冲动通过突触的方式, 将突触分为化学突触 (chemical synapse) 和电突触 (electrical synapse) 两类, 如图 2.5 所示. 化学突触依靠突触前神经元释放的化学物质 (即神经递质) 将信息传递给下一个神经元, 作用更为持久; 化学突触在传递的过程中, 裹有化学物质的突触小泡与突触前膜结合, 向突触间隙释放化学物质, 随后化学物质作用在突触后膜上与之对应的受体, 便完成了信息交流. 电突触是两个神经元以缝隙连接, 前后膜之间形成离子通道, 带电离子通过离子通道传递信号, 能做到快速同步. 与电突触相比, 化学递质多样性、多组合等特征使得化学突触在人体中占有多数, 我们平时所说的突触即化学突触.

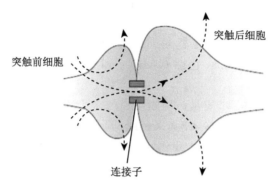

突触后细胞

突触前细胞

连接子

图 2.5 电突触示意图

电突触的突触前膜包含很多电位门控通道, 突触后膜包含很多受体和化学门控通道. 电突触的作用机制具体表现为: 当神经冲动沿着突触前神经元的轴膜传递至轴突末梢时, 诱发突触前膜上的电位门控 Ca^{2+} 通道开放, 细胞膜对于 Ca^{2+} 的通透性增强, 从而细胞膜外的 Ca^{2+} 流入细胞内, 同时, 突触素 I 在 ATP 的作用下发生磷酸化, 使突触小泡依附至突触前膜上, 再通过胞吐将突触小泡内的神经递质释放到突触间隙中, 与突触后膜上相应的蛋白质受体结合, 引发与受体耦联的化学门控通道开放, 进而改变突触后膜对离子的通透性, 引起突触后膜出现兴奋性或者抑制性的变化. 根据突触对神经元活动的影响, 又可将突触分为兴奋性突触 (excitatory synapse) 和抑制性突触 (inhibitory synapse), 前者会使突触后膜兴奋, 而后者会抑制突触后膜. 突触所表现的兴奋或者抑制作用, 由神经递质及其受体种类决定. 神经元的种类不同, 突触数目也有很大区别, 如小脑的颗粒细胞只有几个突触, 一个运动神经元约有一万个突触, 而小脑的浦肯野细胞树突上的突触有十万个以上.

神经递质的种类繁多, 根据生理功能, 神经递质大致可分为兴奋性递质和抑制性递质, 此外, 少数递质同属这两类, 与作用的受体有关. 包括: 乙酰胆碱 (acetyl-choline, Ach); 单胺类, 如去甲肾上腺素 (norepinephrine)、多巴胺 (dopamine, DA) 等; 氨基酸类, 如 γ-氨基丁酸 (γ-aminobutyric acid, GABA)、甘氨酸 (glycine)、谷氨酸 (glutamicacid) 等. 新近又发现大量的神经肽 (neuropeptide), 如 P 物质 (substance P)、脑啡肽 (enkephalin)、神经降压素 (neurotensin) 等 40 余种, 称这些肽类物质为神经调质 (neuromodulator), 是对经典神经递质的修饰, 可以改变神经元对经典神经递质的反应. 此前学者们认为, 一个神经元通常只能产生并释放一类神经递质, 但近年来, 随着科学家们应用免疫细胞化学方法的进一步探索研究, 发现一些神经元能产生且释放两种及以上的神经递质或神经调质: 一种为经典神经递质, 另一种则为神经肽. 然而, 神经递质与神经调质共存的现象及其生理意义, 有待于我们进一步研究. 谷氨酸是中枢神经系统中的主要兴奋性递质, 与正常大脑的多样化功能如学习、记忆、认知等有关. α-氨基-3-羟基-5-甲基-4-异噁唑丙酸 (AMPA)、N-甲基-D-天冬氨酸 (NMDA) 是两类重要的谷氨酸型递质 [118], GABA 是主要的抑制性递质, 包括 $GABA_A$ 和 $GABA_B$ 两种类型, 常见于大脑皮质和黑质-纹状体 [119].

突触后膜上的受体, 本质是一种膜蛋白. 它通过与突触间隙中相应的神经递质结合, 改变突触后膜的状态, 使其兴奋或抑制. 由于神经递质种类的多样性, 与其对应的受体种类同样多样化. 我们知道, 一种受体只能与一种相应的神经递质结合, 但对于一种神经递质来说, 却可能有多个受体可与其结合. 例如, 乙酰胆碱受体就有 N 型 (兴奋型) 和 M 型 (多数为兴奋型, 少数为抑制型), 去甲肾上腺素受体亦有 α 和 β 两类. 因此, 当同一种神经递质在神经系统的不同部位产生不同的效果时, 是与之结合的突触后膜上受体种类不同所致. 由此可见, 突触产生的效应表现为兴奋或者抑制, 不仅与神经递质的种类有关, 也与突触后膜上的受体类型有关.

2.1.4 突触可塑性

在神经科学中, 突触可塑性 (synaptic plasticity) 指神经细胞间的连接强度可调节, 突触的形态和功能可发生较为持久的改变的特性或现象, 即神经突触的强度会通过神经元之间相互作用方式的改变而发生相对持久的变化. 目前的研究认为, 突触可塑性是学习和记忆的基本神经机制, 已成为神经科学研究的热点领域. 突触可塑性可分为长时程突触可塑性 (long-term synaptic plasticity) 和短时程突触可塑性 (short-term synaptic plasticity).

2.1.4.1 长时程突触可塑性

突触前后神经元的相关活动能够诱导突触传递效率长时程突触可塑性 (LTP) 现象. LTP 指在多为较高频率的强直刺激等条件刺激后, 相同的测试刺激所诱发的长达半小时甚至更久的突触反应时间明显增大的现象. 这种突触反应在不同的实验条件下可以有不同的表现形式, 如场电位、群体兴奋性突触后电位、兴奋性突触后电位或电流等. LTP 的全过程包括诱导和维持两个阶段, 称其为诱导期和表达期. 诱导期指强直刺激后诱发反应逐渐增大, 直到达到最大值的发展过程, 而表达期指诱发反应达到最大值后的持续过程. LTP 长时程增强效应的工作直接证明, 多次强直刺激可引起突触后电位的持续性增强.

1973 年, Bliss 及其合作者, 通过电刺激麻醉家兔的内嗅皮质, 使海马表层的穿通纤维兴奋, 并在齿状回记录场电位. 实验中, 首先用高频电刺激几秒后, 借助单脉冲电信号刺激穿通通路纤维引发了齿状回细胞的兴奋性突触后电位, 突触后细胞对这些单脉冲刺激的反应增强了很长一段时间并可持续几小时甚至几天. 这种高频刺激引发的突触后细胞的持久增强反应称为 LTP 现象. 在其他神经结构如大脑皮质、小脑各个区域、杏仁核、脊髓的颈神经节等组织中, 均存在 LTP. 此外, LTP 现象在低等动物中也被发现并报道, 如果蝇、海蛞蝓等. LTP 甚至可能发生在所有哺乳动物大脑中的兴奋性突触 [120]. 1983 年发现 NMDA 受体通道复合体在 LTP 过程中起重要作用, 进一步深化了 LTP 在大脑学习记忆中的作用机制. 神经系统的可塑性变化对神经系统的生长发育、神经的损伤修复及学习记忆等多种脑功能有一定的影响, 而 LTP 是突触传递功能可塑性的重要表现形式, 是研究学习与记忆的细胞模型.

按 LTP 的时程可分为三种：PTP, 强直后增强, 一般 5min 后衰减; STP, 短时程增强, 持续半小时左右; LTP 长时程增强, 持续 1h 以上. 很多因素都可以影响 LTP 的诱导及其幅度大小, 包括活动频率依赖性、活动时序依赖性、发育时期依赖性、突触种类和神经元类型依赖性及神经调质的依赖性.

LTP 具有协同性、联合性和特异性三大特征. 这些基本特性使它被认为是信息快速储存的可能细胞机制.

(1) 协同性 (cooperativity)：指 LTP 的产生必须要有足够数量的轴突被激活, 多个通路的弱刺激作用的协同可导致所有通路的突触生成 LTP, 而对单一通路的微弱刺激本身并不足以引起任一通路的 LTP.

(2) 联合性 (associativity)：LTP 在本质上由两种不同的、具有一定时间关系的刺激协同作用而产生. 在其他通路强刺激的帮助下, 经历弱刺激的突触中诱发产生 LTP 现象.

(3) 特异性 (specificity)：LTP 只发生于那些经历特定神经活动诱导的突触, 并不影响邻近的其他突触功能.

2.1.4.2 短时程突触可塑性

在神经递质释放概率低的突触类型中, 若重复刺激突触前神经元, 在此期间的突触后电位常出现幅值增大现象. 这种生理现象被命名为 STE. STE 包括许多成分：如果突触后电位的增强作用发生在 1s 之内, 称为突触的易化作用 (facilitation), 易化作用又包含快衰减易化 (F1) 和慢衰减易化 (F2); 发生在短暂的数秒之内的突触传递的增强作用, 称为增大 (AUG); 如果突触后电位逐渐增强的过程发生在几分钟之内, 称为增强 (potentiation). potentiation 的衰减过程称为强直后增强 (post tetanic potentiation, PTP). 药理学、遗传学或行为调控的方法可以加以区分这几个成分, 但应用其衰减的动力学特性进一步区分更为广泛 [121]. 它们的持续时间有很大差异：F1 约数十毫秒, F2 约几百毫秒, AUG 约几秒, PTP 超过数十秒. 短时程增强作用能够对较短时域中的神经活动进行使用依赖性的放大, 可能小到一个突触, 大到整个神经回路的时域信息处理的神经机制.

在神经递质释放概率高的突触类型中, 常表现为与上述相反的效果, 即在重复活化期间, 突触后电位的幅值出现降低. 这种效果相应地被命名为 STD. 在鱼和昆虫中, 视觉和听觉通路上的突触压抑作用会导致感觉适应, 并且能改变高级神经元的感受野结构特性. STD 也与海兔缩鳃反应的习惯化有关. 与此相反, 具有高度易化作用的突触通常只响应高频输入. STD 同样有多种变化形式, 如侧向抑制、释放失活、数百毫秒级的快速压抑与毫秒级的快速压抑等[122].

这两种不同形式的短时程突触可塑性很可能是哺乳动物神经系统突触的频率响应特性的决定因素之一. 许多突触是各种作用的混合体, 突触既可以表现出 STE, 也可以同时表现出或者不同时表现出 STD, 只是因为其中一种效应较弱, 被另一种较强的效应机制掩盖. 它们二者之间的相互制衡决定着神经网络中突触效能的变化. 一般情况下, 首先是突触易化作用, 其后是压抑作用. 如果压抑作用表现得不是很明显, 其后将依次出现 AUG 和 potentiation, 最后出现 PTP, 之后强度逐渐衰弱从而恢复至强直前的正常水平[123]. 短时程突触可塑性是突触可塑性的一种重要表现形式, 对实现神经系统的正常功能起着重要作用. 突触的短时程可塑性能够加强突触传递的确定性, 调节大脑皮质兴奋和抑制之间的平衡, 形成神经活动的时间、空间特性, 形成并调节皮质丘脑网络的同步振荡. 突触的短时程可塑性可能也参与了注意、启动效应、睡眠节律和学习记忆等神经系统高级功能的实现. 大量形式的短时程的突触可塑性, 持续时间从几微秒到几分钟, 从简单非脊椎动物到哺乳动物都存在. 短时程突触可塑性被认为在下列现象中起主要作用: 感觉输入的短时程适应、行为状态的暂时性改变和短时的记忆形式.

2.2   神经元电生理模型

在探索神经元性质的过程中, 学者们为了定性地阐明神经元及神经网络的电生理特性, 建立了神经元电生理模型, 他们从神经元膜的生物物理性质出发, 将神经元分为不同的部分, 再将不同部分耦合起来, 构成整个神经元及神经元网络. 此类模型的建立可以在多个层次上进行: 从神经元水平出发进行建模, 以实验得到的研究结果为基础, 采用精准的生物物理参数建立单个神经元模型, 研究单个离子通道及受体的功能信息及单个神经元的兴奋特性及动力学机制; 在神经元网络的水平上进行建模, 研究神经元彼此之间的功能联系以及神经信息的传递机制, 丰富对神经元特性的认知. 我们知道, 若神经元的种类不同, 其细胞膜上的离子通道和受体都有差异, 在神经信号的传递过程中, 离子通道不同, 其发挥的作用也不尽相同, 因此通过建立神经元的电生理模型, 可以研究离子通道的类型如何影响兴奋的产生及传导 [124].

2.2.1　Hodgkin-Huxley 模型

1952 年, 英国生物学家 Hodgkin 和 Huxley 做了著名的 "钠离子对枪乌贼大纤维中产生的动作电位的作用" 实验, 利用电压钳技术将膜电流区分为 Na$^+$ 电流、K$^+$ 电流, 并建立了 Hodgkin-Huxley 微分方程, 此模型被认为是最接近实际生物神经元的数学模型之一, 该模型的各项参数都具有明确的生理意义, 能够准确描述神经元脉冲序列的产生和传递机理. 基于该项贡献, 两人于 1963 年被授予诺贝尔生理学或医学奖. 传统的 H-H 模型是基于对乌贼的神经刺激电位数据总结而来的, 随后成为许多不同生理结构的神经细胞的模型雏形. H-H 模型以电容和电阻的模式构建了表示神经元信息传递的电路模型, 等效电路如图 2.6 所示, C 表示神经元的膜电容, 各通道中等效电路的电动势是细胞膜内外各离子浓度差引起的浓差电位.

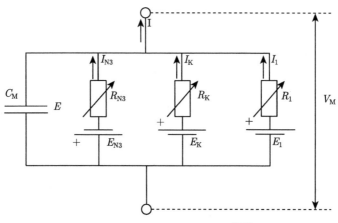

图 2.6　H-H 模型的电路图 [116]

H-H 神经元模型是由四个变量耦合作用组成的, 微分方程如下:

$$C_m\dot{V} = \tilde{g}_{\mathrm{K}}n^4(V_{\mathrm{K}} - V) + \tilde{g}_{\mathrm{Na}}m^3h(V_{\mathrm{Na}} - V) + \tilde{g}_{\mathrm{L}}(V_{\mathrm{L}} - V) + I, \qquad (2\text{-}1)$$

$$\dot{m} = \alpha_m(V)(1 - m) - \beta_m(V)m, \qquad (2\text{-}2)$$

$$\dot{h} = \alpha_h(V)(1 - h) - \beta_h(V)h, \qquad (2\text{-}3)$$

$$\dot{n} = \alpha_n(V)(1 - n) - \beta_n(V)n(V), \qquad (2\text{-}4)$$

其中

$$\alpha_m = \frac{0.1(V+40)}{1-\exp(-(V+40)/10)}, \tag{2-5}$$

$$\beta_m = 4\exp(-(V+65)/18), \tag{2-6}$$

$$\alpha_h = 0.07\exp(-(V+65)/20), \tag{2-7}$$

$$\beta_h = \frac{1}{1+\exp(-(V+35)/10)}, \tag{2-8}$$

$$\alpha_n = \frac{0.01(V+55)}{1-\exp(-(V+55)/10)}, \tag{2-9}$$

$$\beta_n = 0.125\exp(-(V+65)/80), \tag{2-10}$$

式中, I 表示通过细胞膜的各电流之和; V 表示神经元膜电位; C 表示膜电容; m 表示 Na^+ 通道中每个门打开概率, 这样的门有三个; n 表示 K^+ 通道中每个门打开概率, 这样的门有四个; h 表示 Na^+ 通道中另一种门打开概率, 这样的门只有一个; g_{Na}, g_K, g_L 分别表示 Na^+ 的最大电导率、K^+ 的最大电导率、漏电流通道的最大电导率; V_{Na}, V_K 分别表示膜内外 Na^+ 的浓度差引起的浓差电位、膜内外 K^+ 的浓度差引起的浓差电位; V_L 表示其他通道各种离子引起的有效可逆电位.

H-H 模型能够复现很多复杂的电生理现象, 在模拟某些生物结构方面意义非凡, 应用广泛, 然而, 它具有维数高、变量多的高复杂性特点, 几乎不可能得出解析解, 因此从数学角度分析神经元的放电行为非常复杂, 不适合大规模网络仿真的建模工作.

2.2.2　Morris-Lecar 模型

Morris-Lecar(M-L) 模型是 H-H 神经元模型的简化, 1981 年, C. Morris 等利用电流钳位对北极鹅的肌肉纤维进行实验, 基于研究结果, 建立了 Morris-Lecar 神经元模型, 它所对应的微分方程如下:

$$C\dot{V} = -I_{Ca} - I_K - I_L + I_{DC}$$
$$= -g_{Ca}m_\infty(V)(V-V_{Ca}) - g_K W(V-V_K) - g_L(V-V_L) + I_{DC}, \tag{2-11}$$

$$\dot{W} = \phi\frac{W_\infty(V)-W}{\tau_R(V)}, \tag{2-12}$$

式中, V 表示膜电位; W 是一个恢复变量, 表示 K^+ 通道开放概率的演化过程; τ_R 表示 K^+ 浓度变化的时间变量; C 是膜电容; ϕ 表示神经元快慢尺度之间的变化; g_{Ca}, g_K, g_L 分别表示 Ca^{2+}, K^+ 和漏电流通道的最大电导率; V_{Ca}, V_K, V_L 分别表

示 Ca^{2+}, K^+ 和漏电流通道的反转电压; I_{DC} 是来自环境的总的突触输入电流 (包括前突触神经元传入的电流和外部的刺激电流等); m_∞, W_∞ 分别是 Ca^{2+} 通道和 K^+ 通道打开概率的稳态值. 其中稳态状态变量定义为

$$m_\infty(V) = 0.5 \left[1 + \tanh \left(\frac{V - V_1}{V_2} \right) \right], \tag{2-13}$$

$$W_\infty(V) = 0.5 \left[1 + \tanh \left(\frac{V - V_3}{V_4} \right) \right], \tag{2-14}$$

$$\tau_R(V) = 1 \left/ \cosh \left(\frac{V - V_3}{2V_4} \right) \right., \tag{2-15}$$

式中, V_1, V_3 是系统的参数, 其取值依赖于 V_2 和 V_4 的取值, V_2 和 V_4 分别表示依赖于电压的 $m_\infty(V)$ 和 $W_\infty(V)$ 的斜率的倒数.

此模型是一个二维的动力系统, 能够描述神经元电活动的主要动力学特性, 如静息态、激发态等不同模式的产生机制.

2.2.3 Pinsky-Rinzel 模型

1991 年, Traub 和 Miles [125] 证明在抑制作用减弱的各种实验情况下, 海马的 CA3 区会产生同步的癫痫样放电. Traub 等 [126] 建立了豚鼠 CA3 海马锥体神经元的 19 间室电缆模型. 在此基础上, Pinsky 和 Rinzel 建立了 Pinsky-Rinzel(P-R) 神经元模型, 此模型保持 Traub 提出的 CA3 模型中激活电流和门控动力学, 但将每个神经元的间室数量减少到两个, 并减少每个间室的电流数量. 在 P-R 模型中, 将 Na^+ 放电分为近端胞体间室的快速电流、树突间室的慢速 Ca^{2+} 电流以及 Ca^{2+} 调节电流. P-R 模型便于进行定性分析, 且能复现上述 Traub 模型的诸多特征. 下面给出了对应的微分方程:

$$C\dot{V}_S = -I_{\text{leak}}(V_S, h) - I_{\text{Na}}(V_S, h) - I_{\text{K-DR}}(V_S, n) + \frac{g_c}{p}(V_D - V_S) + \frac{I_S}{p}, \tag{2-16}$$

$$\begin{aligned} C\dot{V}_D = &- I_{\text{leak}}(V_D) - I_{\text{Ca}}(V_D, s) - I_{\text{K-AHP}}(V_D, q) - I_{K-C}(V_D, \text{Ca}, c) \\ &- \frac{I_{\text{syn}}}{1-p} - \frac{g_c}{1-p}(V_D - V_S) + \frac{I_D}{1-p}, \end{aligned} \tag{2-17}$$

其中, V_S, V_D 分别表示胞体间室、树突间室的膜电位; C_m 表示膜电容; I_S, I_D 分别表示应用到胞体间室、树突间室的电流, p 表示胞体面积与整个细胞面积的比例, 胞体间室电流包括压控内流 Na^+ 电流 I_{Na} 和外流延迟修正 K^+ 电流 $I_{\text{K-DR}}$; h

表示 Na$^+$ 通道的失活变量, n 表示延迟修正 K$^+$ 通道的激活变量, S 表示 Ca^{2+} 的快速激活变量; 胞体间室拥有 3 种压控电流, 分别是内流 Ca^{2+} 电流 I_{Ca}, Ca^{2+} 激活 K$^+$ 电流 I_{K-C} 和 I_{K-AHP}, 突触电流 I_{AMPA} 和 I_{NMDA}; I_{K-AHP} 为慢速激活变量, 各电流表达式如下:

$$I_{leak}(V_S) = g_L(V_S - V_L), \tag{2-18}$$

$$I_{leak}(V_D) = g_L(V_D - V_L), \tag{2-19}$$

$$I_{Na} = g_{Na}m_\infty^2(V_S)h(V_S - V_{Na}), \tag{2-20}$$

$$I_{K-DR} = g_{K-DR}n(V_L - V_K), \tag{2-21}$$

$$I_{Ca} = g_{Ca}s^2(V_D - V_{Ca}), \tag{2-22}$$

$$I_{K-C} = g_{K-C}cX(Ca)(V_D - V_K), \tag{2-23}$$

$$I_{K-AHP} = g_{K-AHP}q(V_D - V_K), \tag{2-24}$$

$$I_{NMDA} = \frac{g_{NMDA}S_i(t)}{1 + 0.28\exp[-0.062(V_D - 60)]}(V_D - V(syn)), \tag{2-25}$$

$$I_{AMPA} = g_{AMPA}W_i(t)(V_D - V_{syn}), \tag{2-26}$$

式中, h, n, s, c, q 满足下式:

$$\dot{x} = \frac{y_\infty(U) - x}{\tau_x(U)} = \alpha_U - h(\alpha_U + \beta_U), \tag{2-27}$$

当变量 x 为 h, n 时, U 为 V_S; 当变量 x 为 s, c 时, U 为 V_D; 对于 Ca^{2+}, x 表示 q; Ca^{2+} 动力学方程及 NMDA 受体突触电导权重 $S_i(t)$ 和 AMPA 受体突触电导权重 $W_i(t)$ 的动力学方程为

$$\dot{Ca} = 0.13I_{Ca} - 0.07Ca, \tag{2-28}$$

$$S_i(t) = \sum_j H(V_{S,j} - 10.0) - \frac{S_i}{150}, \tag{2-29}$$

$$W_i(t) = \sum_j H(V_{S,j} - 20.0) - \frac{W_i}{2}, \tag{2-30}$$

式中, $\sum_j$ 表示所有突触前神经元的代数和; $H(x)$ 表示 Heaviside 阶跃函数, 当变量 $x \geqslant 0$ 时, $H(x) = 1$; 当 $x < 0$ 时, $H(x) = 0$.

2.2.4 Chay 模型

20 世纪末, Chay[127] 提出了可兴奋神经元 Ca^{2+} 敏感的 K^+ 通道非线性动力学模型——Chay 神经元模型. Chay 模型基于电生理研究中重要的数学模型 Hodgkin-Huxley(H-H) 模型, 依据海兔神经元注入四乙胺 (tetraethy lammonium, TEA) 引发的非线性放电实验现象建立, 用于分析神经元 Ca^{2+} 浓度变化所引起的慢波电振荡现象. 对应的微分方程如下:

$$\dot{V} = g_I m_\infty^3 h_\infty (V_I - V) + g_{K,V} n^4 (V_K - V) + g_{K,C} \frac{C}{1+C} (V_K - V) + g_L (V_L - V), \quad (2\text{-}31)$$

$$\dot{n} = \frac{n_\infty - n}{\tau_\infty}, \quad (2\text{-}32)$$

$$\dot{C} = \rho[m_\infty^3 h_\infty (V_c - V) - K_c C], \quad (2\text{-}33)$$

其中, V_K, V_I 和 V_L 分别表示 K^+ 通道、混合 $Na^+ - Ca^{2+}$ 通道和漏电流通道的可逆电位; g_I, $g_{K,V}$, $g_{K,C}$ 和 g_L 分别表示各通道的最大电导率; n 表示电压相关的 K^+ 通道激活变量, 其中 τ_n 是弛豫时间; 式 (2.33) 表示细胞膜内 Ca^{2+} 浓度的变化规律, 右边两项分别表示进出膜的 Ca^{2+}; K_c 是细胞内 Ca^{2+} 流出的比率常数, ρ 表示比例性常数, V_c 表示 Ca^{2+} 通道的可逆电位. m_∞ 和 h_∞ 分别表示混合 $Na^+ - Ca^{2+}$ 通道激活和失活的概率稳态值, n_∞ 表示 K_c 通道打开概率 n 的稳态值, 表达式为

$$m_\infty = \frac{\alpha_m}{\alpha_m + \beta_m}, \quad (2\text{-}34)$$

$$n_\infty = \frac{\alpha_n}{\alpha_n + \beta_n}, \quad (2\text{-}35)$$

$$h_\infty = \frac{\alpha_h}{\alpha_h + \beta_h}, \quad (2\text{-}36)$$

其中

$$\alpha_m = \frac{0.1(25 + V)}{1 - \exp^{0.1V - 2.5}}, \quad (2\text{-}37)$$

$$\beta_m = 4 \exp\left(-\frac{V + 50}{18}\right), \quad (2\text{-}38)$$

$$\alpha_h = 0.07 \exp(-0.05V - 2.5), \quad (2\text{-}39)$$

$$\beta_h = \frac{1}{1 + \exp(-0.1V - 2)}, \quad (2\text{-}40)$$

$$\alpha_n = \frac{0.01(20 + V)}{1 - \exp(-0.1V - 2)}, \tag{2-41}$$

$$\beta_n = 0.125 \exp\left(-\frac{V + 30}{80}\right), \tag{2-42}$$

$$\tau_n = \frac{1}{\lambda_n(\alpha_n + \beta_n)}. \tag{2-43}$$

其中, λ_n 是与 K^+ 通道的时间常数相关的参数. Chay 神经元模型能够模拟可兴奋细胞的各种激发模式, 通过对 Chay 神经元模型的数值仿真, 发现其结果与电生理实验的许多结果非常相似 [128,129], 进一步说明了 Chay 神经元模型的生物合理性.

2.2.5 Izhikevich 模型

为了理解大脑的工作机制, 我们需要将动物和人类神经系统的实验研究与大规模脑模型的数值模拟相结合. 当我们建立由尖峰神经元组成的大规模脑模型时, 单个神经元的模型必须同时满足以下两个条件: 计算简单, 能够产生真实生物神经元所展示的丰富的放电模式. 虽然 H-H 模型精确度高, 但运算量大. 相反, 积分放电 (integrate-and-fire, IF) 模型过于简化 H-H 模型中的漏电流, 牺牲了精确度, 而且还不能产生皮质神经元表现出的丰富的尖峰放电和簇放电现象. Izhikevich 基于分叉方法论, 将 H-H 神经元模型简化为二维常微分方程组:

$$\dot{v} = 0.04v^2 + 5v + 140 - u + I, \tag{2-44}$$

$$\dot{u} = a(bv - u). \tag{2-45}$$

重置部分满足, 当 $v \geqslant 30\text{mV}$ 时, 有

$$\begin{cases} v \leftarrow c, \\ u \leftarrow u + d, \end{cases} \tag{2-46}$$

其中, u, v 为无量纲变量, a, b, c 和 d 为无量纲参数, v 表示神经元的膜电位, u 为膜的恢复变量, 该变量解释了 K^+ 电流的激活特性和 Na^+ 电流的失活特性, 并对膜电压 v 提供负反馈. 当膜电压达到顶峰 (+30mV) 后, 膜电压和恢复变量的值会被重置, I 表示突触输入电流或外部直流输入电流. 通过不同的参数取值, Izhikevich 神经元模型能复现几类主要的神经元放电模式, 如规则放电 (RS)、本质簇放电 (IB)、震颤 (CH)、快速放电 (FS) 和低阈值放电 (LTS) 等.

2.2.6 Hindmarsh-Rose 模型

1982 年, Hindmarsh 和 Rose[131] 基于电压钳实验, 获得了大量有关蜗牛神经细胞的数据, 基于此数据, 提出了早期的 H-R 神经元模型, 之后 Hindmarsh 和 Rose[132] 基于池塘蜗牛内脏神经节实验中获得的数据, 于 1984 年修正了之前建立的模型, 即引入另一个具有慢时间尺度的微分方程, 简单描述了蜗牛神经细胞中所见到的模式活动, 用于调节一簇反复放电状态和静息态之间的转变, 修改后的 H-R 神经元模型如下:

$$\dot{x} = y - ax^3 + bx^2 - z + I, \tag{2-47}$$

$$\dot{y} = c - dx^2 - y, \tag{2-48}$$

$$\dot{z} = r[s(x - x_0) - z]. \tag{2-49}$$

x 表示神经元膜电位, y 是与内电流 (如 K^+ 和 Na^+) 相关的恢复变量, 称为尖峰变量 (spiking variable), z 是与 Ca^{2+} 激活的 K^+ 电流相关的慢变调节电流, 称为迸发变量 (bursting variable), a, b, c, d, r, s 和 x_0 均为系统参数, 通常, I 表示外界直流激励, 被作为控制参数. 第三状态方程 (2-49) 由变量 z 描述允许膜电位的各种动力学行为, 包括不可预测的行为, 这被称为混沌动力学. 这使得 H-R 模型相对简单, 并提供了不同模式的定性描述, 这些模式是经验观察所得, 应用广泛.

2.3 基底神经节-皮质-丘脑环路

大脑功能主要依靠基底神经节-皮质-丘脑神经环路的有序工作, 如图 2.7 所示, 这种环路机制的紊乱或损伤是各类脑疾病产生的主要原因. 通过各个神经环路及相关微环路的研究阐明大脑疾病的神经机制, 是实现早期诊断和干预治疗的重要环节.

基底神经节 (basal ganglia, BG)、皮质 (cortex) 和丘脑 (thalamus) 及它们之间的相互作用构成了锥体外系统主要的神经纤维联系, 也是锥体外生理疾病的主要结构基础. 其中皮质由兴奋性锥体神经元群 (PY) 和抑制性中间神经元群 (IN) 组成, PY 接受皮质其他区域的兴奋性输入, IN 对 PY 起反馈调节作用. 丘脑是感觉刺激传入大脑皮质最重要的中继站, 主要由丘脑中继核 (SRN) 和丘脑网状核 (TRN) 组成. SRN 向皮质投射兴奋性输入, 同时接收上传的感觉性输入信息, TRN 向 SRN 投射抑制性输入, 同时接收来自其他网状核神经元的抑制性输入.

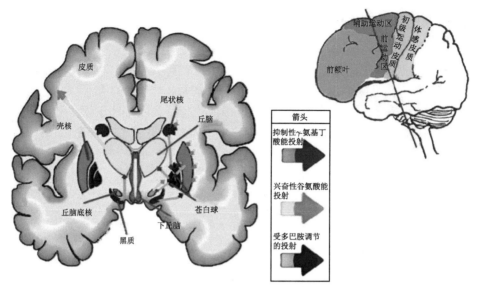

图 2.7   基底神经节-皮质-丘脑环路解剖结构示意图 [133]

基底神经节是大脑皮质的主要传出结构, 接收来自大脑皮质的传入冲动, 主要由纹状体 (striatum)、黑质 (SNc)、内侧苍白球 (GPi)、外侧苍白球 (GPe) 和丘脑底核 (STN) 组成, 其中纹状体作为基底神经节的输入核团接收大脑皮质的兴奋性输入, 内侧苍白球作为基底神经节的输出核团接收纹状体和外侧苍白球的抑制性输入及 STN 的兴奋性输入. BG 的传出冲动到达丘脑, 丘脑传出冲动到达皮质, 形成皮质-BG-丘脑-皮质的反馈性神经环路, 调节锥体外系的各项功能, 如图 2.8 所示. 基底神经节-丘脑-皮质环路主要由以下三条通路构成:

(1) 直接通路: 皮质 → 纹状体 D1 → GPi → 丘脑 → 皮质. 直接通路是一条正反馈通路, 其中, GPi 降低了丘脑的去抑制性, 等效于激发运动皮质的兴奋性, 最终功能是激发了运动皮质或增加运动活动性. 直接通路从皮质开始, 通过谷氨酸兴奋性投射到纹状体 (尾核和壳核), 来自纹状体的神经元通过 GABA 抑制性投射到 GPi 和黑质网状核 (SNr), 随后, 来自 GPi 和黑质网状核的抑制性 (GABA) 投射至丘脑. 从苍白球到丘脑的纤维形成两个白质纤维束, 称为豆状环和豆状核束, 在进入丘脑之前, 白质纤维束融合成一条称为 "丘脑束" 的通路, 再从丘脑通过兴奋途径到达皮质 (前运动皮质和辅助运动皮质), 继而通过脑干和脊髓中的皮质脊髓及皮质球管神经元突触影响运动计划, 具体的通路描述详见网址 https://www.kenhub.com/en/library/anatomy/direct—and-indirect-pathways-of-the-basal-ganglia.

(2) 间接通路: 皮质 → 纹状体 D2 → GPe → STN→ GPi → 丘脑 → 皮

质. 间接通路是一条负反馈通路, 最终使得皮质运动神经元的活性降低, 并抑制运动. 从皮质兴奋性投射到纹状体再投射到 GPe(而不是直接传递到 GPi), GPe 中神经元将抑制性纤维发送到 STN, 从 STN 投射至 GPi/SNr, 下面的路径与直接通路类似, 从 GPi 投射 GABAergic 抑制信号到丘脑, 随后将信号传递至皮质. 在功能上, 间接通路中纹状体抑制 GPe, 并导致 STN 的抑制作用. 因此, STN 的神经元变得更加活跃, 从而激发 GPi, 最终抑制丘脑, 详细的描述可参考网址 https://www.kenhub.com/en/library/anatomy/direct−and-indirect-pathways-of- the-basal-ganglia.

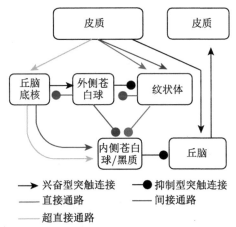

图 2.8 基底神经节-皮质-丘脑直接通路 (红色箭头), 间接通路 (蓝色箭头), 超直接通路 (绿色箭头)[134]

(3) 超直接通路: 皮质 → STN → GPe → 丘脑 → 皮质. 超直接通路绕过纹状体从皮质直接投射到 STN, 相比直接和间接通路, 能以更短的传导时间向 GPi/SNr 传递强烈的兴奋信号. 由大脑皮质直接接收投射 STN 的谷氨酸兴奋性输入, 会激发 GPi/SNr 兴奋, 从而抑制大脑皮质的丘脑活动, 增加对上运动神经元的抑制作用. 当给定的运动模式由大脑皮质计算时, 它首先通过谷氨酸能输入投射到基底神经节, 目的是促进预定的运动发生并抑制意外的运动.

直接通路通过 GABAergic 抑制性投射将信息从纹状体传递到 GPi/SNr, 从而有选择地减少其活性, 释放对皮质丘脑的激发作用来启动运动. 最初信号到达纹状体, 大脑皮质通过间接和超直接通路抑制竞争运动. 当被大脑皮质的谷氨酸输入刺激时, 纹状体向通常对 STN 施加 GABA 抑制作用的 GPe 发送抑制信号. 因此, STN 的谷氨酸兴奋神经元可以激发 GPi/SNr, 从而抑制丘脑活性, 增加对上运动神经元的抑制作用, 可参见 https : //www.kenhub.com/en/library/anatomy/direct-and-indirect-pathways−of-the-basal-ganglia. 另外, 黑质-纹状体通路从黑质致密部投射到纹状体, 并通过神经递质多巴胺调控基底神经节-丘脑-皮质环路的活动. 多巴胺通过以下两种方式促进运动回路: 激发直接通路以及抑制间接/超直接通路. 对直接和间接通路的不同影响是由位于纹状体内神经元的不同多巴胺受体的激活导致的. 纹状体中有两种类型的多巴胺受体: D1 和 D2 类受体, 当受到多巴胺刺激时, 它们的反应不同. D1 类受体激活导致纹状体神经元的兴奋, 而 D2 类受体激活则导致纹状体神经元的抑制. D1 类受体被发现在产生直接通路的纹状体神经元上; D2 类受体被发现在其轴突形成间接通路的神经元上. 因此, 黑质-纹状体通路的最终效果是促进直接通路, 同时抑制间接通路. 黑质网状核中神经元的活动与奖励系统和行为刺激有关, 因此人们认为它们在某些形式的运动学习中发挥作用 [8]. 当这个神经环路的某一环节出现障碍, 就可能影响整个通路的功能, 导致帕金森综合征、癫痫、抑郁症和亨廷顿病等脑疾病. 然而要准确指出特定回路的功能绝非易事, 或以受损脑区来推测其功能, 或以化学方法变异或抑制特定基因.

2.4 脑 电 波

大脑皮质的神经细胞在无任何外加人工刺激的情况下, 仍然存在持续不断的节律性电活动. 若将引导电极安放在头皮上, 由生理记录仪或脑电图机记录出的这种皮质电活动, 称为脑电图 (EEG). EEG 是将大脑神经元的自发性生物电活动电子放大 100 倍并记录, 从而反映脑功能动态活动的方法, 以研究大脑功能有无障碍, 具有一定的特异性, 并具有无创性、设备便宜等特点. 适当的电极安放, 合理的导联设计, 清醒状态下及睡眠中描记, 睁闭眼, 过度换气, 闪光刺激均有助于提高某些类型异常的 EEG 的出现率, 能够获得整个大脑电活动的大致分布, 详细的放电活动可参见网址 https://baike.baidu.com/item/%E8%84%91%E7%94%B5%E6%B3%A2. 根据脑电波形的频率和特点, 将其分为以下四类, 波形如图 2.9 所示.

(1) α 波: 频率为 8~13Hz, 波幅为 20~100μV, 在枕区最显著. 正常成年人安静、清醒及闭目时出现.

(2) β 波: 频率为 14~30Hz, 波幅为 5~20μV, 在额叶和顶叶比较显著, 当受试者睁眼、思考问题或接受某种刺激时出现.

(3) θ 波: 频率为 4~7Hz, 波幅为 100~150μV, 成年人困倦时可出现于枕叶和顶叶, 在睡眠或深度麻醉时也可出现.

(4) δ 波: 频率为 0.5~3Hz, 波幅为 20~200μV, 成人在清醒状态下不会出现 δ 波, 但在睡眠期间、极度疲劳及深度麻醉状态下也可出现.

目前脑电图的描记技术正向数字化方向发展, 具有更高的方便性和实用性.

EEG 主要适用于脑功能障碍性疾病的诊断. 例如, 发现结构性损害的病例, 提供所伴随功能异常的类型和程度信息. EEG 能够提供脑功能异常的关键信息, 异常的 EEG 模式如果包括了整个大脑, 意味着广泛的脑功能失调, 异常如果是局灶的, 则提示局灶的脑功能异常. EEG 有可能提示大脑疾病的诊断, 某些特殊 EEG 模式能够提示特定的疾病. 人类脑电图由德国精神病学家 Berger 于 1924 年第一次记录, 并于 1929 年发表了论文, 从此开始应用于临床. 脑电图适用于中枢神经系统疾病, 特别是发作性疾病, 如癫痫; 围产期异常的新生儿监测; 脑外伤及大脑手术后监测; 危重患者监测; 睡眠障碍和脑死亡的判定等.

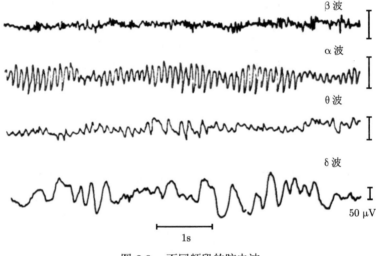

图 2.9 不同频段的脑电波

临床脑电图学就是根据记录曲线变化的频率、波幅、波形、位相、数量、对称性、反应性、规律性、出现方式及脑波在时间、空间上的分布等主要成分, 进行分类、计算与对比分析, 做出正常或异常脑电图的诊断, 为临床诊治疾病和科研工作提供客观依据. 随着科学技术的发展, 在常规脑电图的基础上, 近年又发展了深部脑电图、定量脑电图、磁带记录脑电图监测、闭路电视脑电图和录像监测等, 提高了脑电图的临床应用价值和范围.

2.5 癫痫网络模型

目前, 人类对神经系统的研究普遍从电生理实验和非线性神经科学的角度展开. 癫痫网络模型可分为以下几类: 神经元模型 [135-137]、神经元集群模型 [138-140]、平均场模型 [141-143] 和大尺度皮质丘脑网络模型 [144,145], 各类模型拥有自身的特征和适用性, 可以满足不同层次的研究进展, 为探索癫痫的发病机制提供了强有力的理论基础.

神经元集群模型的发展可追溯到 20 世纪 70 年代, Wilson 和 Cowan 等 [146,147] 考虑到局部相互作用的兴奋性神经元集群 (E) 与抑制性神经元集群 (I), 最先对神经元集群进行了建模分析:

$$\tau_e \dot{E} = -E + (K_e - r_e E) S_e (C_{E \to E} E - C_{I \to E} I + P), \tag{2-50}$$

$$\tau_i \dot{I} = -I + (K_i - r_i I) S_i (C_{E \to I} E - C_{I \to I} I + Q), \tag{2-51}$$

其中, $E(t)$ 和 $I(t)$ 分别代表了兴奋性神经元集群和抑制性神经元集群的放电率. P 和 Q 分别描述作用于 E 与 I 的外部输入总和, 通常包括大脑其他区域或外加电极等的输入. $C_{i \to j} (i, j = E, I)$, K_e 与 K_i 代表了兴奋性与抑制性响应函数的最大值. r_e, r_i 表示相应神经集群的不应期, τ_e, τ_i 为时间常数. S_e, S_i 为 Sigmoid 函数:

$$S_m(x) = 1/(1 + \exp(-a(x - \theta))) - 1/(1 + \exp(a\theta)), \qquad m = i, e, \tag{2-52}$$

其中, a 为 S 形倾斜度的阈值, θ 为半峰阈值. 随后, Da Slive 等 [148] 发展了 WC 方程, 建立了包括兴奋性神经元集群和抑制性神经元集群的神经元集群模型, 研究了 α 节律的产生机制. 之后, Jansen 和 Rit [138] 在大脑皮质构建了包括兴奋性锥体神经元集群、兴奋性中间神经元集群区抑制性中间神经元集群的集群模型, 首次成功模拟了真实记录的 EEG 信号, 证实了测量的脑电信号主要源于锥体神经元突触后的电活动, 并通过建立耦合的双皮质柱模型, 进一步研究了视觉诱发电位的产生机制. 2002 年, Wendling 模型问世 [139], 该模型包括大脑皮质中四种不同的神经元集群, 分别为兴奋性锥体神经元集群、兴奋性中间神经元集群, 具有不同时间尺度的两类抑制性中间神经元集群. 该模型包含了实验中报道的慢速抑制性神经元对快速抑制性神经元存在的抑制性连接, 并且通过调节快速、慢速抑制性平均突触连接增益、集群间的平均突触连接强度等模型中重要生理参数, 能够很好地模拟电生理实验观测到的零星棘波、持续性棘波、低振幅快速放电、慢节律行为等癫痫样发作期和发作间期的脑电活动节律. 在此之后, 学者们提出了一系列改进模型, 极大地助力了癫痫等神经系统疾病的理论研究. 例如, David 等 [149] 分别将兴奋性锥体神经元集群、兴奋性中间神经元集群及抑制性中间神经元集群细分为具有不同动力学特性的 N 个子集群, 系统地分析了外部输入及每个子集群被赋予的权值对脑电节律的影响, 诱导了更为丰富的脑电模式. 2004 年, Suffczynski 等 [140] 基于以往的皮质神经元群模型, 成功建立了皮质-丘脑网络神经元集群模型, 对遗传性大鼠的失神发作进行了系统的研究, 其中皮质模块由皮质兴奋性锥体神经元集群和抑制性中间神经元集群组成, 皮下丘脑模块由丘脑中继核神经元集群和丘脑网状核神经元集群组成. 2010年, Ursino 等 [150] 在 Wendling 模型的基础上, 综合考虑了皮质中快速抑制性神经元集群接收的白噪声输入和集群自身的自反馈作用, 实现了同一皮质区域输出多种脑电节律的目标, 同时强调了快速抑制性中间神经元对 γ 节律产生的重要性. 近些年来, Taylor 等 [56,57,151,152] 优化了皮质-丘脑神经元集群模型, 提出了 Taylor 模型, 模型可以很好地重现癫痫特别是表征失神发作的典型 2~4Hz 棘慢波放电节律, 为深入探究癫痫的致病机制和动力学转迁机制提供了有效的理论工具.

另一方面, 也有很多学者考虑到神经元网络具有的复杂性、多尺度、时滞性、噪声等特性, 从非线性动力学的角度分析和探索癫痫发作的动力学本质. 比如, 2000年 Wendling 等 [153] 基于 N 个耦合的皮质柱网络模型, 研究了耦合强度、耦合方向对于脑电节律以及波形的影响; 2006 年, Grimbert 等 [154] 以兴奋性集群接收的外部输入为分岔参数, 对 Jansen 系统进行了详细的动力学分析. 2012 年, Blenkinsop 等 [155] 基于 Wendling 模型, 将抑制性平均突触增益的参数研究范围扩大后, 发现了颞叶癫痫发作中常见的 poly-spike 放电波形. 许多动物实验和研究表明, 由于丘脑-皮质和皮质-丘脑路径的存在, 皮质-丘脑信息传输延迟是不可避免的, 延迟范围在 0.1~5ms[156]. 小鼠、大鼠、兔子等则存在一个更长的传输延迟, 一般范围在 1~30ms[157-159]. Roberts 等 [160] 指出, 大脑皮质和丘脑的癫痫样放电节律依赖于轴突和树状染色体的延迟. Geng 等 [161] 考虑到神经元集群之间存在的信息传输延迟, 基于 Jansen 模型, 建立了一个包含时滞抑制性反馈环节的神经元集群模型, 发现传输时滞的增加会导致模型输出类癫痫样信号, 揭示了时滞对模型动力学的调控作用. 2016 年, Geng 等 [162] 以 Wendling 模型的外部输入以及平均突触增益等为分岔参数, 对系统进行了全面的动力学分析, 探究了模型能够产生不同类型脑电模式背后的动力学本质. Cao 等 [163] 考虑了三个皮质耦合网络中耦合强度对癫痫样波形传播的影响, 研究表明一室的兴奋性平均突触增益和不同腔室之间耦合强度的增加有助于癫痫样放电的传播和同步性增强. Ahmadizadeh 等 [164] 基于两个皮质柱耦合网络, 分析了网络结构的改变与癫痫患者大脑中观察到的病理振荡行为之间的关系.

平均场模型首先将皮质组织视为空间连续体, 通过定义一个空间尺度, 然后将脑电图在群体内进行平均后建模, 建模依赖于一些形式的空间平均 [165], 能够很好地反映神经元群体的平均连续活动. 另一方面, 平均场模型可以把复杂的高维非线性神经系统网络简化成简单的低维系统处理, 可大大减少计算工作量, 为研究神经系统的动力学演化过程提供很好的方法. 自 20 世纪 70 年代, 平均场技术开始被用来对神经元集群的集体行为进行建模, 神经平均场模型广泛地被用来研究癫痫、帕金森病等神经系统疾病, 极大地推动了人们对大脑的理解 [166]. 诸如信息在轴突上的传递延迟、突触活性产生的噪声、皮质区域间的空间距离、信号传递的非线性特征及轴突的缝隙连接等与大脑真实环境相关的因素, 都可以通过平均场模型来描述, 因此平均场模型为深入地研究皮质神经元放电特性提供了方便, 进而为研究不同时间尺度上的神经动力学本质及各种生理病理机制提供了良好的方法 [167-173]. 平均场模型能够解释皮质放电节律. 例如, Freyer 等 [174] 通过表征宏观皮质-丘脑活动的生物物理模型的复杂动力学, 系统地阐释了静息态皮质节律中多重稳态的机制. 此外, 平均场模型也能够解释皮质与丘脑的相互作用对脑电节律的影响机制. Rodrigues 等阐明了失神癫痫发作时皮质与丘脑相互作用的电生理机制和动力学表征. 2002 年, Robinson 等 [175] 提出从静息状态到癫痫发作活动的转变是由于一种不稳定性导致的大脑电活动的非线性振荡, 而不同类型的癫痫发作可以被视为不同类型的非线性动力学之间的分支. Robinson 等通过构建皮质-丘脑平均场模型, 合理地模拟和解释了大脑正常和异常癫痫发作状态下脑电的节律变化, 模拟了不同睡眠阶段的放电节律, 揭示了皮质-丘脑及丘脑内部回路间的信息传递延迟参与癫痫发作这一现象. van Albada 等 [176] 考虑到基底神经节能够中继皮质到丘脑的信号, 以及基底神经节对皮质和丘脑间的信息交流具有重要调节作用, 建立了一个基底神经节-皮质-丘脑网络的平均场模型, 系统地研究了帕金森病发生过程中的各种电生理机制以及动力学本质. 基于此, Chen 等 [177,178] 建立了一个改进的平均场模型, 从动力学角度揭示了基底神经节可以双向调控失神癫痫. 另外, 还可以认识其他三种模型: 基于活动的模型、基于电压的模型和基于放电率的模型 [179-182]. 其中基于电压的模型假设神经元的突触后膜电位无论是由哪个突触前细胞引起, 其形状都是相同的, 即符号和振幅可以不同, 但势的形状是相同的. 基于活动的模型假设突触后膜电位的形状只取决于突触前细胞的性质, 振幅除外. 如果突触持续时间很短, 此时主要的时间常数是膜时间常数, 那么基于电压的模型的假设更加合理. 而如果膜时间常数较小, 突触时间过程较长, 则基于活性或放电率的模型更为合理. 这些基于生物物理的癫痫网络模型为探索癫痫的发作机制和抑制策略提供了可行路径, 已有的多数研究也从不同角度努力揭示癫痫发作的可能机制, 为我们提供了理解癫痫的新思路.

2.6 神经系统的非线性动力学基础

未知性和复杂性是神经系统的关键词, 也正是因为这些特点, 人类对于探索其中的奥秘始终充满热情, 从未停止. 感受外界刺激、协调各器官的生理活动、编码刺激信号序列等大脑神经系统的基本功能, 都是通过网络的形式得以实现的. 目前, 人类对神经系统的研究普遍从电生理实验和非线性神经科学的角度展开. 在电生理实验研究的过程中, 不少学者发现了诸如同步、分岔等非线性现象, 这启发了应用非线性方法研究神经生物学行为的新手段, 神经动力学由此产生. 依靠非线性的理论, 阐明神经疾病发作的基本原理, 揭示致病的动力学本质及传播行为是这门交叉学科的热门方向, 同时, 学者们也致力于借助数学模型、理论分析和数值模拟等手段补充电生理实验的研究, 为观察到的直观现象提供动力学认识.

2.6.1 分岔转迁

分岔 (bifurcation) 现象普遍存在于自然界, 是一种非线性系统特有且重要的性质. 早在 18 世纪, 就有不少学者基于力学背景, 如天体力学、流体力学、弹性力学及非线性振动问题, 深入探讨系统中存在的失稳现象. 在 20 世纪 70 年代, 随着非线性微分方程、非线性分析及动力系统等的蓬勃发展, 分岔理论和方法开始真正形成, 并被广泛应用于数学、力学、物理学、化学、生命科学、工程技术等学科领域. 对分岔现象的研究仍是科学界及工程界一直关注的课题. 动力学认为, 如果任意一个适当的小扰动都能够使得动力系统的拓扑结构发生突然性的变化, 即分岔现象, 我们就称此系统是结构不稳定的. 可以说分岔现象与结构稳定性有着密不可分的关系. 但是对动力系统的研究不应该仅局限于结构稳定性问题, 我们还需要关注结构不稳定所导致的定性形态变化的现象. 此外, 分岔行为也与混沌现象有着紧密的联系, 系统经过一系列的分岔后可能呈现混沌状态. 总之, 分岔问题广泛存在于非线性动力系统中, 包含十分丰富的内容, 是研究非线性微分方程和动力系统必不可少的一部分. 常见的分岔类型有鞍结分岔 (saddle-node bifurcation)、霍普夫分岔 (Hopf bifurcation)、Neimark-Sacker 分岔 (N-S bifurcation)、倍周期分岔 (period bifurcation) 等, 下面给出逻辑映射模型中, 系统关于参数 μ 的分岔图 (图 2.10), 有关分岔的知识解读可参见文献 [7, 8, 183-185]. 高度复杂的神经系统, 当其通过分岔值时, 可表现出丰富的动力学行为, 产生神经元集群的转迁行为等现象, 实现对大脑常态和病态转换的本质研究. 因此, 借助分岔手段, 揭露神经疾病的发作本质和转迁机制是可行的方法, 但是高维系统的复杂性是提供理论分析的绊脚石, 基于已有的分岔理论, 我们只能采用数值模拟展开研究.

在某些系统中, 多个吸引子可以共存, 这样的多稳态系统可以表现出丰富的活动形式, 系统最终所处的吸引域取决于初始状态; 此外, 随着某一参数的影响, 吸引域之间可能发生 "碰撞", 使得系统从一个吸引域 "跳到" 另一个吸引域. 对于描述癫痫的系统, 神经元集群放电的演化行为发生转迁, 生理意义上可代表疾病的不同发作阶段或不同类型之间的转换, 具有代表性的霍普夫分岔可以描述癫痫的发作与终止. 霍普夫分岔是指经过分岔点时, 极限环 (limit cycle) 的出现或者消失, 当稳定极限环出现时, 不动点 (fixed point) 失稳, 系统由最初的稳定背景态转变为振荡状态 (如失神癫痫 (absence epilepsy), 强直阵挛癫痫 (tonic-clonic epilepsy)) 等, 可能对应癫痫发作的开启; 反之, 当稳定极限环消失时, 不动点由不稳定变成稳定, 对应系统由振荡状态转迁为背景态, 即癫痫发作的终止.

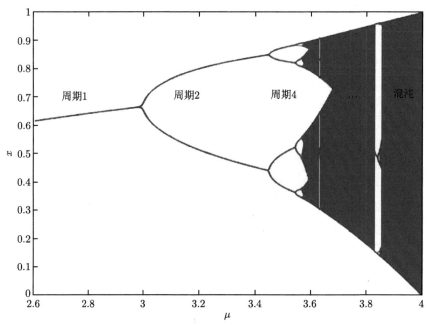

图 2.10　逻辑映射模型中, 系统关于参数 μ 的分岔图 [8]

2.6.2　同步行为

在人们的日常生活中, 同步现象俯拾皆是. 例如, 我们的心脏细胞就处于同步振荡的状态, 当它们同时做着一个动作时, 心脏瓣膜会舒张开, 而当它们同时停下来时, 心脏瓣膜便会收缩. 另外一个有趣的同步现象是物理学家惠更斯 1665 年卧病在床时发现的. 他观察到, 挂在同一横梁上的两个钟摆会在一段时间后趋于同步摆动. 当然, 同步现象不仅存在于两个个体中, 在多体系统中也很常见. 神经元的同步现象是指神经元同一时刻发放电活动间存在某种关系. 同步分为幅值同步和相位同步. 幅值相关或相干, 即放电幅值完全同步. 相位同步是一种广泛存在于生物系统中的现象, 即神经信号经过相位变换后在相空间尺度上达到一致, 与信号幅值无关. 在大规模的神经网络中, 影响同步性的因素很多, 包括神经元的特性、神经元间连接的耦合强度、耦合的突触类型和神经网络的拓扑类型等[186]. 神经元之间的连接方式对于信息传递尤为重要, 因为神经元对信息的处理和加工依赖于无数个神经元的分工合作, 一个独立的神经元不能完成对连续峰放电的时间编码, 但神经元集群通过同步的方式反映共同的突触流. 不同脑区的神经元协同合作运转完成大脑信号的传递与处理, 而同步现象则是神经元群体放电活动的典型模式, 构成重要的信息处理机制.

同步放电现象在许多生物实验和建模仿真中都可以观测到[187,188]. 基于非线性动力学与同步理论, 深入探究神经系统同步产生的本质, 对于进一步理解神经元同步的机制是十分有必要的. 越来越多的生理学实验与临床数据表明, 过分同步模式未必是有利的, 甚至可能会导致一些神经系统疾病. 例如, 癫痫发作时神经元会异常高同步放电, 帕金森病中基底神经节会发生异常同步的簇振荡等, 图 2.11 给出了麻省总医院非重症监护癫痫患者的 19 通道头皮脑电片段[117], 展现了癫痫发作时的病态同步现象. 结合非线性动力学理论, 细致讨论如何消除病态同步行为有助于进一步指导实验选取合适的去同步方法. 借助非线性的知识模拟病态神经系统中出现的同步行为, 将对神经系统的病态同步控制和临床实践提供有价值的借鉴. 由于神经疾病伴随着同步行为模式, 一直以来学者们认为去同步是一种可行的消除病态的非线性手段, 然而最新研究发现了一种和传统观点相悖的观点, 即增强神经元集群的同步也可以促进癫痫发作的终止[189]. 这需要我们更加深入

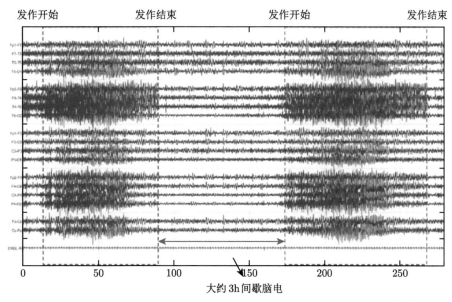

图 2.11　麻省总医院非重症监护癫痫患者的 19 通道头皮脑电片段[117]

理解神经系统同步动力学的本质, 或者重新考虑神经系统病态模式产生的内在机制. 同步可能只是病态的一种表现形式而不是内在机制的全部外在表现, 或者可能在一定程度范围的同步状态才对应病态模式区域, 减弱同步程度或增强同步程度都是从两个不同的方向使得系统的同步状态远离病态同步的范围.

第 3 章　皮质-丘脑环路的癫痫平均场建模与转迁

电生理实验报道, $GABA_A$ 和 $GABA_B$ 两种氨基丁酸受体对研究神经系统具有重要的影响, 且癫痫的发生是皮质-丘脑回路中特定神经元之间的兴奋和抑制失衡而导致. 基于此, 本章将围绕皮质-丘脑环路, 把两种不同的受体纳入癫痫网络模型中, 针对癫痫样放电和几类正常脑电进行建模分析和控制, 从动力学角度深入探讨癫痫发作的内在机制. 首先, 改进的模型可以很好地刻画四种大脑放电状态, 包括清醒 (wake) 状态、纺锤 (spindle) 状态、深度睡眠 (deep sleep) 状态和癫痫发作 (seizure) 状态. 接着, 系统地探究了模型参数、时变时滞、电导等因素对癫痫网络的脑电活动的影响. 结果表明, 适当的时滞、电导等可以诱导癫痫发作的起始、传播和终止等行为, 四种脑电状态可以互相演化转迁. 进一步, 深入探讨了控制癫痫发作的可能方法, 给出了一个相对简化的皮质-丘脑的癫痫计算模型, 发现其也能刻画癫痫发作时的主要动力学特征. 本章的研究结论有望从动力学角度揭示不同节律脑电波的产生和终止等行为的内在机制.

3.1　引　　言

癫痫是一类以反复性发作为特征的最常见的神经系统疾病, 全世界高达 $1\% \sim 5\%$ 的人患有癫痫 [190], 其诱因极其复杂, 生理机制尚不明确. 大脑维持正常的功能状态主要是依靠基底神经节-皮质-丘脑神经环路的有序工作, 任何环路出现紊乱或损伤, 都会导致癫痫、帕金森病等脑疾病. 在分子、细胞、神经元网络、神经环路水平上构思一个完整的框架来描述癫痫的病理生理变化, 进而通过各个神经环路及相关微环路的研究阐明相关疾病的神经机制, 是实现早期诊断和干预治疗的重要环节, 同时也是一项艰巨的任务 [191].

考虑到癫痫发作可以被视为一种随时间演化的动力学疾病 [192], 我们可以从数学、力学、动力学与控制的角度出发, 理论上探索癫痫的发病机制与控制策略 [144,145,193]. 事实上, 计算模型等动力学方法已经被当作一种有效的工具广泛地应用于癫痫预测及癫痫治疗 [38,194]. 值得指出的是, 在临床上, 癫痫样放电波形可以通过 EEG 检测观察 [195]. 电极探针测量的是其所接触到的锥体神经元群、兴奋性和抑制性中间神经元群之间的同步活动产生的平均局部场电位 [196]. Freeman 等 [165] 提出的平均近似方法得到了广泛应用, 学者们 [138,139,147,197] 不断发展了神经集群模型可以很好地模拟临床 EEG 中观测到的脑电节律 [166,198-200],

在癫痫的计算研究中应用极其广泛. 众所周知, 丘脑和皮质之间的相互作用对癫痫样棘波放电的产生起着非常重要的作用 [151,56]. 此类神经计算模型可以完美地描述皮质和丘脑环路中大量相互作用的神经元集群的动力学行为, 其一般假设丘脑由两类神经元集群组成, 一类是兴奋性神经元集群 SRN, 另一类是抑制性神经元集群 TRN. 同样, 皮质也由两类神经元集群组成, 分别为兴奋性锥体神经元集群和抑制性中间神经元集群. 考虑到 GABA$_A$ 和 GABA$_B$ 两种氨基丁酸受体在通路中的区别和影响, 以及时滞等非线性因素, 本章将通过建立一个二阶时滞微分方程, 合理地改进 Freeman 提出的皮质-丘脑神经场模型, 进而系统地研究癫痫样放电行为的发生、发展与转迁等过程. 主要结果将从 EEG 模式、癫痫发作的不同诱导方式、癫痫发作的时空演化、确定性时滞与不确定性时滞对脑电模式的影响等方面展开. 帮助读者理解皮质-丘脑环路下清醒状态、纺锤状态、深度睡眠状态和癫痫状态四种不同脑电波形之间复杂的动力学转迁行为.

3.2　Freeman 模型方法

我们首先指出, 这里采用的皮质-丘脑环路模型是平均场意义下的模型, 模型中的变量所度量的是局部平均值 [56,170]. 模型包括皮质锥体神经元集群、SRN 神经元集群和 TRN 神经元集群, 如图 3.1 所示. 结合理论研究和临床试验数据中提取的一些合理假设 [137,201,202], 特别是参考文献 [203, 204] 中的关键性工作, 学者们建立了皮质偏微分方程 (PDE), 并将其简化为常微分方程 (ODE) 模型, 这里, 我们采用时滞微分方程系统来描述:

$$\frac{d\dot{V}_e}{dt} = \alpha\beta\left[\nu_{ee}\phi_e + \nu_{ei}S(V_e) + \nu_{es}S(V_s) - \left(\frac{1}{\alpha} + \frac{1}{\beta}\right)\dot{V}_e - V_e\right], \tag{3-1}$$

$$\frac{d\dot{V}_r}{dt} = \alpha\beta\left[\nu_{re}\phi_e + \nu_{rs}S(V_s) - \left(\frac{1}{\alpha} + \frac{1}{\beta}\right)\dot{V}_r - V_r\right], \tag{3-2}$$

$$\frac{d\dot{V}_s}{dt} = \alpha\beta\left[\nu_{se}\phi_e + \nu_{sr}S_{ra}(V_r) + \nu_{sr}S_{rb}(V_r(t-\tau)) - \nu_{sn}\phi_n - \left(\frac{1}{\alpha} + \frac{1}{\beta}\right)\dot{V}_s - V_s\right], \tag{3-3}$$

$$\frac{d\dot{\phi}_e}{dt} = \gamma_e^2\left[S(V_e) - \frac{2}{\gamma_e}\dot{\phi}_e - \phi_e\right], \tag{3-4}$$

$$\frac{dX}{dt} = -\frac{1}{\tau_X}(X - X_\infty), \tag{3-5}$$

$$\frac{dH}{dt} = -\frac{1}{\tau_H}(H - 3X),\qquad(3\text{-}6)$$

其中

$$\frac{dV_e}{dt} = \dot{V}_e,\quad \frac{dV_r}{dt} = \dot{V}_r,\quad \frac{dV_s}{dt} = \dot{V}_s,\quad \frac{d\phi_e}{dt} = \dot{\phi}_e,\qquad(3\text{-}7)$$

$$S_{e,s} = S_{ra}(v)\frac{Q_{\max}}{1 + e^{-\frac{v-\theta}{\sigma}}},\quad S_{rb} = \frac{Q_{\max_r}}{1 + e^{-\frac{v-\theta_r}{\sigma_r}}},\qquad(3\text{-}8)$$

$$\theta_r = \frac{I_c - 3I_bX + (I_b - I_a)H}{\mu},\qquad(3\text{-}9)$$

$$I_a = I_b - g_H(V_{\text{eff}} - V_K),\qquad(3\text{-}10)$$

$$I_b = -\frac{g_X(V_{\text{eff}} - V_X)}{3}.\qquad(3\text{-}11)$$

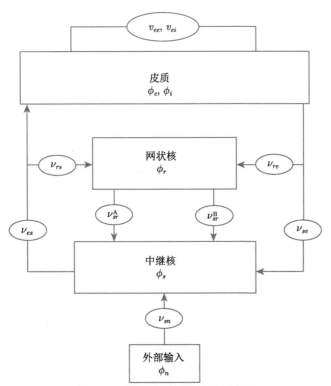

图 3.1 丘脑-皮质环路结构示意图

箭头代表不同神经元集群之间的突触连接, ϕ_e, ϕ_i, ϕ_r 和 ϕ_s 为不同的集群响应, ϕ_n 为包含噪声分量的皮质下输入, ν_{ab} $(a, b = i, e, r, s, n)$ 表示集群 b 到集群 a 的突触连接强度

每个神经元集群 (皮质、TRN、SRN) 用它们的平均膜电位 $V_{r,e,s}$ 来描述, 放电率用 $\phi_{r,e,s}$ 来描述. ϕ_n 表示 SRN 的外部输入. 参数 $\nu_{ab}(i,e,r,s,n)$ 表示通过从集群 b 到集群 a 的突触输入权重. 此外, X-H 系统可以慢电流调节 TRN 的簇发放电行为. Sigmoid 函数 S, S_r 可以对每个集群的放电率进行很好的近似. $Q_{\max}$ 是 S 型放电函数饱和时的最大放电速率, 阈值电压 θ 与阈值电流 I_θ 和单位面积电导 μ 有关. X-H 系统充当反馈系统的原理是: 当 SRN 的放电率较高时, S 型曲线向右移动; 当 SRN 的放电率较低时, S 型曲线向左移动. 这一机制是调控癫痫发作间歇期簇发行为的关键. 关于模型的进一步说明和参数取值, 请参阅参考文献 [205, 206].

SRN 的突触后膜电位负责维持和调节放电活动. 特别地, TRN 神经元的抑制性是产生棘波放电的关键, 因此我们重点关注两个重要的抑制性信使 GABA$_A$ 和 GABA$_B$[43]. 此外, GABA$_B$ 介导的突触与 GABA$_A$ 介导的突触不同, 它能激活 g 蛋白, 而 g 蛋白反过来作为二级信使启动离子通道的开放. 在时间尺度方面, GABA$_B$ 受体介导的抑制性突触后电位滞后于 GABA$_A$ 介导的. 基于此, 我们认为如果 TRN 神经元放电, GABA$_B$ 介导与 SRN 的联系将比其他神经元延迟或不延迟. 因此, 我们在模型中加入了从 TRN 到 SRN 集群的时滞连接.

3.3　主要结果讨论

众所周知, 平均场模型被用来描述由 EEG 信号记录的脑集群活动, 并试图探索从正常状态到病理状态的机制. 由于脑电检测是在皮质进行的, 是相邻区域内一组头皮神经元活动的总和, 因此我们假设大脑皮质变量 ϕ_e 与头皮 EEG 电压之间存在函数关系. 所以, 我们主要将 ϕ_e 作为对脑电信号的近似.

3.3.1　四种脑电模式

模型可以再现正常状态和癫痫状态. 在不同兴奋性和抑制性突触作用下, 皮质-丘脑环路中各神经集群的活动发生显著变化. 在模型仿真中, 每个集群之间不同的连接强度, 如 ν_{se}, ν_{re} 都能诱导不同的皮质放电率 ϕ_e, 使系统表现出不同的放电行为, 包括正常状态和癫痫状态, 如图 3.2 所示. 在正常状态下, 神经元的放电率较低, 而在癫痫状态下, 神经元的放电率较高, 如图 3.2(g) 所示. 更详细地说, 清醒状态皮质的最低放电率在 5Hz 以下, 纺锤波状态和深度睡眠状态的皮质放电率在 7~9Hz. 这意味着放电率的大小是不同状态之间的一个显著特征.

图 3.2(b)、(d)、(f) 和 (h) 展示了另一个显著特征, 即癫痫发作状态下的放电率是明显振荡的, 而其他正常状态下的放电率呈现平稳下降的趋势. 需要指出的

是, 模型模拟的癫痫发作状态下振荡主频在 3Hz 附近, 在临床上, 癫痫发作期间的脑电行为体现为高振幅棘波与慢正波交替出现, 频率大约为 3Hz, 因此, 模拟结果与真实观察到的 EEG 数据一致.

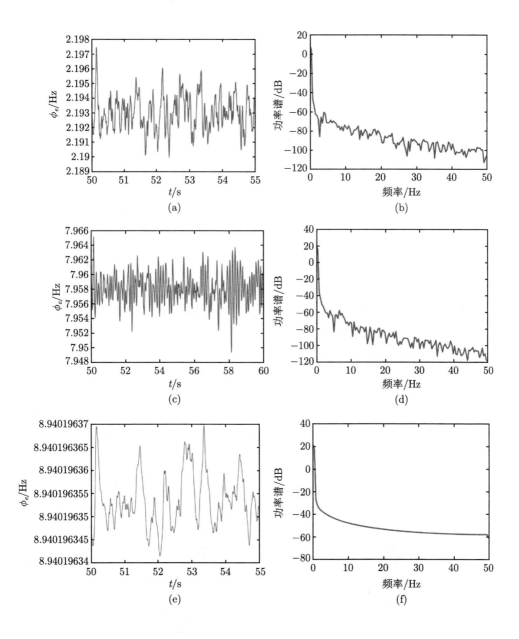

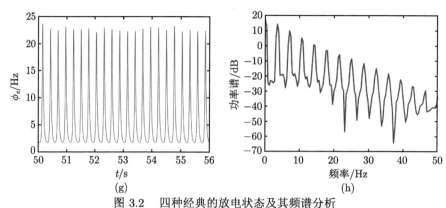

图 3.2　四种经典的放电状态及其频谱分析

(a), (b) 正常清醒状态; (c), (d) 正常纺锤波状态; (e), (f) 深度睡眠状态; (g), (h) 癫痫状态

3.3.2　不同的诱导方式

　　皮质和丘脑细胞之间的耦合强度对于产生不同的放电状态至关重要, 因此本节重点关注癫痫发作模式. 结果表明, 与人类癫痫发作时的脑电图数据非常相似的周期模式可以通过不同的路径实现. 另外, 通过调节不同的突触传递可以诱导癫痫发作模式, 如图 3.3 所示, 这与实验结果相一致.

　　图 3.3(a) 和 (b) 展示了通过改变皮质-丘脑兴奋性而诱发癫痫发作的过程. 这里我们线性增加 ν_{se}, 观察 ϕ_e 的连续变化效果. 结果显示, 当 ν_{se} 增大到一定值时, 系统会呈现癫痫发作状态, 此时 ϕ_e 的振幅有所提高, 而当 ν_{se} 下降时, ϕ_e 的振幅随之下降到原来的正常水平.

　　同样, 图 3.3(c) 和 (d) 说明了由 TRN 的抑制性 (ν_{sr}) 引起的癫痫发作变化情况, 随着 TRN 到 SRN 抑制性强度 ν_{sr} 的增加, 癫痫发作活动出现, 当抑制性强度 ν_{sr} 降低时发作活动停止. 此外, 本节还指出, 激发变量 g_X 和 g_H 的强度对 T 型

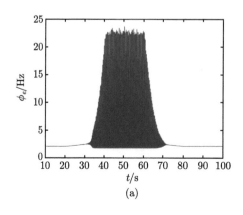

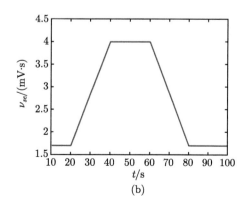

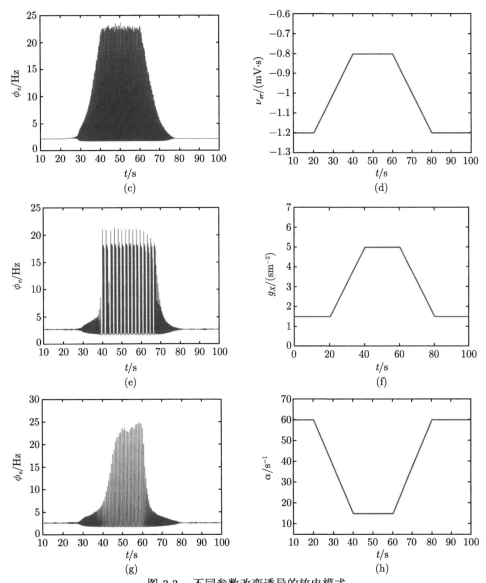

图 3.3　不同参数改变诱导的放电模式

(a), (b) ν_{se} 变化所诱导的放电状态; (c), (d) ν_{sr} 变化所诱导的放电状态; (e), (f) ν_{g_X} 变化所诱导的放电状态;
(g), (h) α 变化所诱导的放电状态

电流有显著影响, 而 T 型电流又与丘脑神经元的激发动力学有关 [207]. 图 3.3(e) 和 (f) 呈现了固定 $g_H = 4g_X$ 时, g_X 诱导的放电模式. 结果显示, g_H 通过影响 T 型电流的上升, 进一步导致癫痫状态的出现.

　　为了将 GABA 能活动向更长的时间尺度转移, 我们固定比率 $\beta = 4\alpha$, 改变 α

的取值, 观察放电率 ϕ_e 的变化, 其中 α 的值越低意味着时间尺度越长. 此时, 丘脑内的癫痫发作出现了不同情形, 如图 3.3(g) 和 (h) 所示. 另外, 我们观察到了四种经典的脑放电状态, 如图 3.4 所示, 这说明该模型在不同的参数范围内能够成功复现放电形式: 低放电 (图 3.4(a))、棘波 (图 3.4(b))、简单振荡 (图 3.4(c)) 与饱和态 (图 3.4(d)). 这一现象将在 3.3.3 节中进一步讨论.

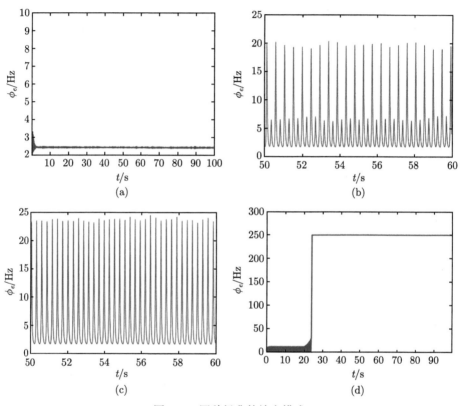

图 3.4　四种经典的放电模式
(a) 低放电状态; (b) 棘慢波状态; (c) 简单振荡; (d) 饱和状态

3.3.3　癫痫发作的时空演化

首先假设 ν_{se} 的变化服从线性函数, 进而研究 ν_{se} 对大脑活动的影响. 从图 3.5(a)~(d) 中, 我们很容易地观察到放电率上升的变化情况. 当 ν_{se} 增大到较高水平时, 大脑皮质集群的放电率由正常的低放电状态 ($\leqslant 5\mathrm{Hz}$) 逐渐增大, 发展到振幅超过 20Hz 的癫痫状态, 最终达到我们模型中设定的最大放电率 $Q_{\max} = 250\mathrm{Hz}$.

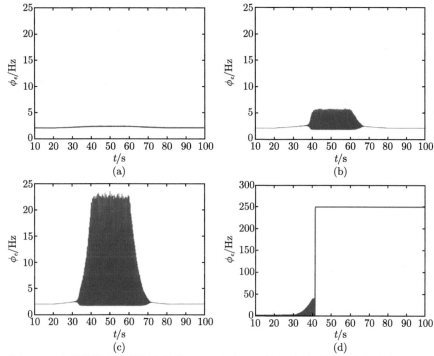

图 3.5　在其他模型参数固定的情况下, 改变 ν_{se} 的取值诱导的四种皮质放电状态
(a) 正常低放电状态, $\nu_{se} = 0.003$; (b) 病理状态, $\nu_{se} = 0.004$;
(c) 癫痫状态, $\nu_{se} = 0.0051$; (d) 饱和状态, $\nu_{se} = 0.0052$

最近, 有关平均场模型的研究表明, 时滞 τ 在棘波动力学中扮演重要的角色. 本节还研究了异常状态下时滞的影响, 结果表明, 时滞确实可以改变 ϕ_e 的波形. 图 3.6 描绘了癫痫状态随时滞变化的波形转化过程, 包括简单振荡到棘波 (图 3.6(a) 和 (b)), 以及简单振荡到饱和状态 (图 3.6(c) 和 (d)).

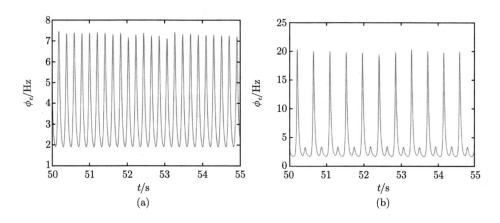

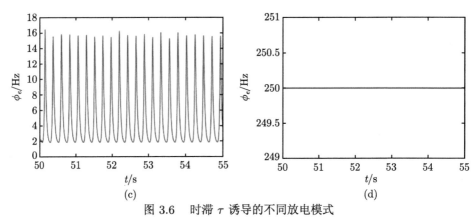

图 3.6　时滞 τ 诱导的不同放电模式

(a) 简单振荡, $\nu_{se} = 5\mathrm{mV} \cdot \mathrm{s}, \tau = 10\mathrm{ms}$; (b) 棘慢波, $\nu_{se} = 5\mathrm{mV} \cdot \mathrm{s}, \tau = 300\mathrm{ms}$; (c) 简单振荡,
$\nu_{se} = 5.5\mathrm{mV} \cdot \mathrm{s}, \tau = 10\mathrm{ms}$; (d) 饱和状态放电, $\nu_{se} = 5.5\mathrm{mV} \cdot \mathrm{s}, \tau = 100\mathrm{ms}$

3.3.4　固定时滞抑制癫痫发作

基于上述分析, 我们说明了耦合强度 ν_{se} 是影响皮质放电模式的一个重要生理参数. 同样, 数值模拟表明从 TRN 到 SRN 传输过程中的时滞是调节 ϕ_e 行为的关键因素.

为了进一步研究这一问题, 我们在二维平面绘制了双参数 ν_{se} 和 τ 的区域图, 这种热图是研究两个参数同时改变时系统放电状态变化的有效方法. 如图 3.7 所示, 我们用四种颜色分别描述典型的四种放电状态, 相同颜色代表系统在该区域内表现为同一放电模式. 值得注意的是, 沿着图 3.7(a) 的水平方向, 可以确定耦合强度决定放电率的变化规律: 由低放电率过渡到饱和状态. 然而, 从垂直角度观察发现, 时滞也会影响癫痫状态的波形. 当 ν_{se} 处于一定范围时, 无论时滞如何变化, 系统都保持在相同的活动状态, 只是癫痫状态的波形有所变化.

如图 3.7(b) 所示, 类似的现象同样出现在两个 GABA 能通道之间的抑制性连接 ν_{sr} 和时滞 τ 的区域图中. 比较图 3.7(a) 和 (b) 可以发现, 图 3.7(b) 中的状态序列发生了微小的变化, 较大的 ν_{sr} 对应低放电状态, 较小的 v_{sr} 对应饱和放电状态. 当我们考虑 g_X 和 α 对 τ 的影响时, 区域分布与突触强度 ν_{se} 和 ν_{sr} 的情形不完全相同. 图 3.7(c) 中 (g_X, τ) 空间区域下的二维映射表明, 棘慢波状态几乎不存在, 并且无论时滞或电导 g_X 如何增加, 棘慢波状态都不可能出现. 图 3.7(d) 所呈现的 (α, τ) 平面内的区域分布更为复杂, 尽管模拟误差造成边界略有模糊, 但可以肯定的是, 当时滞较小时, 无论 α 和 β 如何取值, 集群的放电率均保持在较低水平.

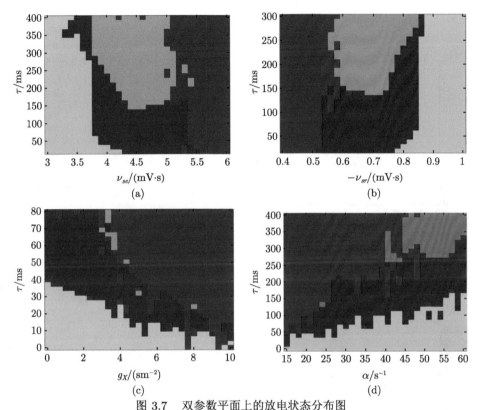

图 3.7 双参数平面上的放电状态分布图

(a) $\nu_{se} - \tau$; (b) $\nu_{sr} - \tau$; (c) $g_X - \tau$; (d) $\alpha - \tau$. 其中绿色、红色、深蓝色及浅蓝色区域分别代表低放电状态、饱和状态、简单振荡及棘波放电

3.3.5 不确定时滞抑制癫痫发作

由图 3.7(a) 的现象可知, 当时滞固定时, 系统的放电状态不会有明显的改变, 而耦合强度 ν_{se} 对系统的放电模式影响较大. 为了进一步研究时滞的影响, 我们利用随机时滞 τ 代替上述分析中出现的固定时滞.

图 3.8(a)~(h) 绘制了时间序列图和频谱图, 从图中观察发现, 随机时滞对放电状态确实有一定的影响. 与固定时滞不同的是, 在一个时间范围内随机变化的时滞可以控制系统处于正常状态或者癫痫发作状态. 对比图 3.8(b) 和 (h), 我们发现随着时滞最大值的增加, 振荡主频逐渐降低到 5Hz 以下的正常水平. 以上现象说明, 在这种情况下, 增加时滞可以抑制癫痫发作的持续时间, 从而达到控制癫痫的目的.

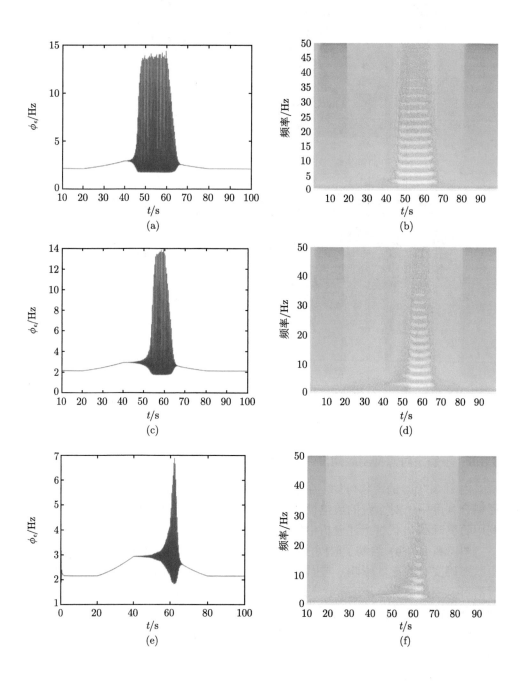

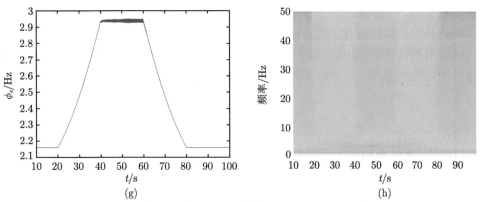

(g)　　　　　　　　　　　　　　　　(h)

图 3.8　时变时滞诱导的动力学放电行为及相应的光谱分析

(a), (b) 癫痫状态, $\tau \in [10, 450]$; (c), (d) 癫痫持续时间受到抑制状态, $\tau \in [10, 480]$; (e), (f) 短暂发作, $\tau \in [10, 490]$; (g), (h) 癫痫状态消失, $\tau \in [10, 500]$

3.3.6　简化的癫痫模型

体内和体外实验研究均表明, 棘波活动首先在 SRN 中启动, 随后传播到皮质,

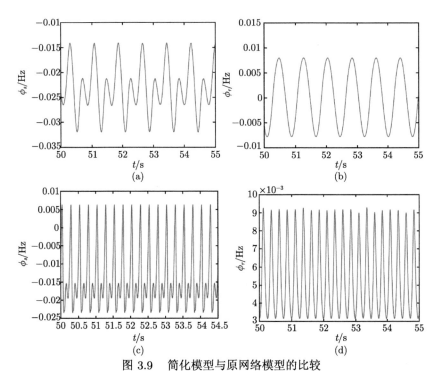

(a)　　　　　　　　　　　　　　　　(b)

(c)　　　　　　　　　　　　　　　　(d)

图 3.9　简化模型与原网络模型的比较

(a) 简化模型中 SRN 的棘慢波放电; (b) 简化模型中 TRN 的简单振荡; (c) 原网络模型中 SRN 的棘慢波放电; (d) 原网络模型中 TRN 的简单振荡

最后在 TRN 中被诱导 [150,170,203,208]. 如文献 [197] 所述, 当癫痫发作状态出现时, 周期信号可以模拟 TRN 的兴奋驱动, 我们近似地称其为全模式. 在本节中, 我们尝试使用简化模型, 即用正弦输入代替完整网络中 ϕ_e 的影响. 从图 3.9 不难得出, 这种简化的网络同样可以模拟完整网络模型所复现的结果.

3.4 本 章 小 结

在本章中, 我们基于一个典型的、广泛使用的平均场模型, 结合癫痫患者的临床脑电数据, 成功模拟了皮质-丘脑回路的动力学行为. 通过改变模型参数值成功模拟正常状态和病理性癫痫的动力学行为以及不同脑连接下癫痫状态的产生和演化过程.

结果表明, 与突触连接、时滞、电导及慢变量相关的模型参数对大脑的放电状态有很大的影响, 这表明理论模型可以提供多条途径控制甚至消除癫痫棘波. 基于不确定时滞的仿真结果, 我们发现时变时滞也可以用于癫痫发作状态的监测. 此外, 我们证明了简化模型能够反映一般全模型中癫痫发作行为的主要特征, 为理论分析提供了一种可供选择的方法.

第 4 章　局灶性癫痫的快慢动力学建模与转迁分析

本章将针对局灶性癫痫等不同癫痫异常脑电活动展开建模和转迁分析. 首先改进了 Jirsa 等提出的单振子 Epileptor 神经场模型, 通过耦合微分方程研究了局灶性癫痫的脑电动力学行为. 模型描述了脑电中常见的样事件/放电活动 (seizure-like event, SLE)、难治性癫痫持续发作状态 (refractory status epilepticus, RSE)、去极化阻遏 (depolarization block, DB) 和正常波形四种状态. 其次主要考虑了基于不同耦合模型几种脑电波形之间的转迁现象, 如慢电容耦合模型、快变量电耦合模型、化学突触耦合模型. 研究发现, 在合适的耦合方式及耦合强度下, 两个振子之间可以相互影响, 进而诱发癫痫异常波的发作、传播和终止等行为. 此外, 简化了三维 Epileptor 模型为二维微分方程模型, 模拟效果与三维完全模型类似. 研究结论可以揭示癫痫发作的起始、维持、传播及终止等内在动力学机制, 为局灶性癫痫临床治疗带来新的理论启示.

4.1　引　　言

由癫痫病灶或局部区域引起的癫痫发作称为局灶性癫痫 [209]. 局灶性癫痫发作可在病灶外传播至其他功能未改变但受癫痫样放电影响的脑区. 生理实验、临床研究及先进的数学物理模型均表明局灶性癫痫发作在不同癫痫发作阶段可呈现出各种微观和宏观尺度, 以及从分子到全脑网络动力学的突发特性 [210].

临床相关脑区尺度的记录通常依赖于脑电图 (EEG)、脑磁图 (MEG) 和颅内脑电图 (iEEG), 而癫痫发作的研究需要整合来自不同时空域的信息, 这增加了微观建模工作的难度 [211-219]. 同时, 这些阻碍推动了宏观数学模型的发展, 包括神经集群模型 [220-222]、神经场模型 [223-225]、微观的网络模型 [23,226,227] 和 Taylor 等创建的数学模型 [144,186,224,228,229]. 这些不同时空尺度的计算模型可以帮助人类理解神经过程和相关神经科学的基本机制 [209]. 在本章的研究中, 我们强调了一种神经场模型: Epileptor 模型, 它再现了时空癫痫动力学的多尺度特征. 在不同的神经场中, 发作时特点不同, 如波前传播缓慢, 棘慢波放电 (SWD) 快速传播, 以及准同步终止 [230,231].

许多研究发现, 以神经系统紊乱为特征的癫痫发作状态可能起始于局部区域, 然后传播到整个大脑 [232]. Jirsa 等 [233] 最初采用非线性动力学中的快-慢系统理论, 发现分岔行为能够描述癫痫发作和消失的 SLE. 他们从大量不同类型的癫痫

实验数据中区分出不同分岔模式对应的脑电行为, 并将其整合到 Epileptor 现象
动力学模型中, 同时综合考虑了短程局部均匀连接和来自扩散磁共振成像 (MRI)
的异构远程连接, 进而建立了全脑模型 [234]. 文献 [235, 236] 对 Epileptor 模型进
行了详细的分岔分析, 发现了 SLE、RSE、DB 和正常状态并存的脑电状态. Jirsa
等 [233] 将 Epileptor 模型用以构造完整的大脑模型, 并包含患者特定的信息, 如大
脑连接和癫痫病灶. Naze 等的研究 [182] 改进了尖峰神经元的网络节点模型, 考察
了癫痫发作动力学行为的出现条件, 以及在 Epileptor 模型中考虑了化学突触耦
合的影响. 最近, Guo 等 [237] 将介电常数噪声纳入癫痫模型中, 以调节癫痫发作
的动力学行为, 并在局灶性癫痫中模拟出类似的 SLE 行为.

值得注意的是, Proix 等 [238] 为了解癫痫的复杂机制, 提供了一些量化癫痫程
度的条件, 预测了癫痫可扩散到非致痫脑区能力的指标, 这可以解释为对脑内电刺
激的反应. 他们的另一项研究 [239] 模拟了单个癫痫发作区域传播的不同模式, 并
根据临床诊断和立体定向 EEG 信号验证了传播区域的理论分析和数值结果. 最
近, 他们扩展了 Epileptor 神经场模型, 通过使用带有局部连通性核的空间卷积来
解释癫痫发作起始、传播和终止的多样性 [231].

基于此, 本章将通过 Epileptor 神经场模型深入探究局灶性癫痫的发作动力
学行为. 研究内容主要基于两个耦合的 Epileptor 振子, 围绕不同的耦合模型展
开, 包括慢介电常数耦合模型、快时间尺度下的电耦合模型、快时间尺度下的化
学耦合模型及二维简化模型. 本章的研究内容有助于读者了解局灶性癫痫发作的
起始、维持、传播及终止的动力学机制.

4.2   Epileptor 模型方法

Epileptor 神经场模型由五个状态变量组成, 共具有三个不同时间尺度: 快、
慢和中间时间尺度. 在数学意义下, 它是两个由慢介电常数连接的耦合振子, 其方
程形式如下:

$$\dot{x}_1 = y_1 - f_1(x_1, x_2) - z + I_1, \tag{4-1}$$

$$\dot{y}_1 = 1 - 5x_1^2 - y_1, \tag{4-2}$$

$$\dot{z} = \frac{1}{\tau_0}[4(x_1 - x_0) - z], \tag{4-3}$$

$$\dot{x}_2 = -y_2 + x_2 - x_2^3 + I_2 + 0.002g(x_1) - 0.3(z - 3.5), \tag{4-4}$$

$$\dot{y}_2 = \frac{1}{\tau_2}[-y_2 + f_2(x_2)], \tag{4-5}$$

其中

$$f_1(x_1, x_2) = \begin{cases} x_1^3 - 3x_1^2, & x_1 < 0, \\ -[m - x_2 + 0.6(z-4)^2]x_1, & x_1 \geqslant 0. \end{cases} \quad (4\text{-}6)$$

$$f_2(x_2) = \begin{cases} 0, & x_2 < -0.25, \\ 6(x_2 + 0.25), & x_2 \geqslant -0.25. \end{cases} \quad (4\text{-}7)$$

$$g(x_1) = \int_{t_0}^{t} e^{-\gamma(t-\tau)}x_1(\tau)d\tau, \quad (4\text{-}8)$$

参数 $I_1 = 3.1$, $I_2 = 0.45$, $\tau_0 = 2857$, $\tau_2 = 10$, $\gamma = 0.01$.

系统通过快变量 x_1 和 y_1 显示癫痫发作期的快速放电. 介电常数状态变量 z 在最慢的时间尺度上解释了细胞外离子浓度的变化[240]、能量消耗[241]、组织氧合[242] 和其他慢过程. 介电常数变量控制发作开始时的鞍结分岔和发作结束时的同宿分岔, 驱动发作间期和发作期之间的状态转化, 这些状态的变化伴随着体外和体内记录的电流变化[243,244]. 在中间时间尺度上, 两个状态变量 x_2 和 y_2 描述了耦合项 $g(x_1)$ 激发时的 SWD 模式及发作前和发作间的峰值. 参数 x_0 是 Epileptor 模型中表明致痫程度的重要参数, 它控制组织兴奋性, 自主触发癫痫发作.

图 4.1 展示了整个系统及子系统的时间序列, 说明了正常状态的主要特性, 以及 SLE、RSE、DB 三种类型的病理脑活动, 但其内在的动力学机制尚不清楚. 所有的数值模拟均使用 MATLAB 编写的自定义代码运行. 采用标准的四阶龙格-库塔积分格式求解常微分方程, 数值积分的时间分辨率固定 0.01. 本章采用 Euler-Maruyama 方法, 在均值为 0、方差为 0.0025 的线性加性高斯白噪声条件下进行随机数值模拟.

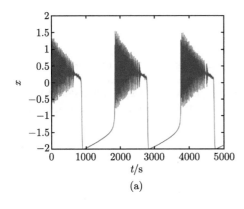

(a)

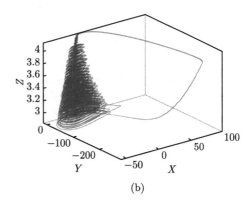

(b)

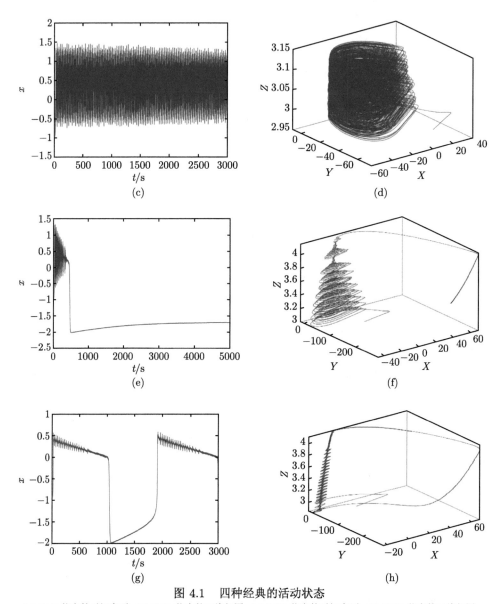

图 4.1　四种经典的活动状态

(a) SLE 状态的时间序列, (b) SLE 状态的三维相图, (c) RSE 状态的时间序列, (d) RSE 状态的三维相图,
(e) 从癫痫样快速放电状态向正常状态跃迁的时间序列, (f) 从癫痫样快速放电状态向正常状态跃迁的三维相图,
(g) DB 状态的时间序列, (h) DB 状态的三维相图. SLE 状态初始值为 $x_0 = -1.5, m = 0$, RSE 状态初始值为
$x_0 = -0.6, m = 0$, 正常状态初始值为 $x_0 = -2.5, m = 0$, DB 状态初始值为 $x_0 = -1.5, m = -2$

4.3 主要结果讨论

正如 Houssaini 等在详细的分岔分析中指出, 参数 m 和 x_0 对大脑活动状态至关重要 [235]. 同时, 根据图 4.1 中 x_1 的平均值特征, 如最大值、最小值的取值范围及其误差, 我们给出了这两个癫痫系统分岔参数的区域分布, 如图 4.2 所示. 具体地, 我们模拟了 6000s, 着重讨论了最后 5000s 的数值结果. $x_1 = -1$ 是关键点, 在此基础上可以很容易地区分四种情况: 如果 x_1 的最小值总是大于 -1, 则该状态被识别为 RSE 状态; 如果 x_1 的值始终小于 -1, 则为正常状态; 在其余的情况下, 我们关注振荡区域, 其中 x_1 大于 -1, 可以认为是发作期, 通过测量这些振荡区域中每个波峰的振幅进一步划分, 如果最大振幅大于 0.5, 则定义为 SLE 状态, 否则为 DB 状态.

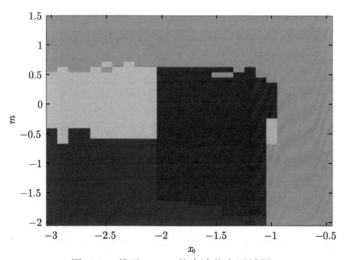

图 4.2 关于 x_0, m 的大脑状态区域图

特别地, 深蓝色为 SLE 状态, 浅蓝色为 RSE 状态, 黄色为正常状态, 棕色为 DB 状态. 由于仿真误差, 这些不规则边界区域的活动状态不能很清楚地区分, 这可能导致四态分类存在一定的误差

图 4.2 说明了在不同的 m 和 x_0 下, 脑活动的四种状态均可以被诱导. 因此, 在下文中, 我们将讨论由这两个参数 m 和 x_0 的不同取值所引起的大脑状态之间的耦合关系. 在以下的模拟中, 我们选取固定的初值, 如 SLE 状态的初值为 $x_0 = -1.5$, $m = 0$, RSE 状态的初值为 $x_0 = -0.6$, $m = 0$, 正常状态的初值为 $x_0 = -2.5$, $m = 0$, DB 状态的初值为 $x_0 = -1.5$, $m = -2$, 模型中的其他初始值取为 $x_0 = -1.5$, $m = -2$, 初值若有改变, 会另有说明.

4.3.1　慢介电常数耦合

基于立体定向 EEG 记录的时间尺度分离结果, Proix 等 [238] 基于线性差介电常数耦合的慢时间尺度, 研究了脑区之间的癫痫发作, 并包含了慢介电常数变量的稳态平衡的一阶导数.

在这里, 我们通过电容率耦合来连接网络节点, 电容率耦合量化了远程区域 j 的神经元快速放电 x_{1j} 对区域 i 的慢电容率参数 z 的影响. 这种耦合的生物物理机制涉及更为广泛的生理因素, 包括氧可用性、胶质细胞的钾空间缓冲 [245]、钾的细胞外扩散 [246]、远程区域放电率的提高导致远程细胞外钾的增加 [247], 以及钙和氯化物浓度 [248]. n-耦合网络的主要方程如下:

$$\dot{x}_{1i} = y_{1i} - f_1(x_{1i}, x_{2i}) - z_i + I_1, \tag{4-9}$$

$$\dot{y}_{1i} = 1 - 5x_{1i}^2 - y_{1i}, \tag{4-10}$$

$$\dot{z}_i = \frac{1}{\tau_0} \left[4(x_{1i} - x_{0i}) - z_i - \sum_{j=1}^{n} K_{ij}(x_{1j} - x_{1i}) \right] \tag{4-11}$$

$$\dot{x}_{2i} = -y_{2i} + x_{2i} - x_{2i}^3 + I_2 + 0.002g(x_{1i}) - 0.3(z_i - 3.5), \tag{4-12}$$

$$\dot{y}_{2i} = \frac{1}{\tau_2} [-y_{2i} + f_2(x_{2i})]. \tag{4-13}$$

连接矩阵中的元素 K_{ij} 描述了癫痫振子 j 到癫痫振子 i 的连接强度, 其中 $i, j = 1, \cdots, n$. 本章只考虑双向耦合, 即连接矩阵 K 始终是对称的. 每个癫痫振子的兴奋性程度用参数 x_{0i} 表示, 在我们的研究中, x_{0i} 的不同取值表示不同的大脑状态.

首先, 我们研究了两组耦合 SLE 状态的 Epileptor 振子, 如图 4.3 所示, 这被视为一种典型的维持癫痫发作的方法. 不同的 x_0 取值导致存在初始相位误差, 如图 4.3(a) 所示; 但随着慢介电常数耦合强度的增加, 相位误差逐渐减小, 如图 4.3(b) 所示; 当耦合强度增大到 $K = 12$ 时, Epileptor 振子会实现癫痫样同步, 如图 4.3(c) 所示; 然而, 当耦合强度足够大时, 如图 4.3(d) 中的 $K = 15$, 它们可以转换到反相同步状态.

这个有趣的现象促使我们去了解更多不同耦合情况下的细节, 这里需要说明一些问题. 首先, 正常状态的 Epileptor 与 RSE 状态的 Epileptor 结合后, 可转变为 SLE 状态. 如图 4.4 所示, 在适当的耦合强度下, 可以清楚地说明癫痫发作的产生、演化和跃迁过程. 进一步地, 从图 4.4(a)~(d) 可以看出, 当两个振子处于 RSE 状态或正常状态时, SLE 发作的阈值分别为 $K = 0.65$ 和 $K = 1.05$. 当耦合强度大于 0.65 时, 如图 4.4(b) 所示 $K = 0.66$, RSE 振子开始向 SLE 状态跃迁, 当耦合强度增加到 $K = 1.1$ 时, 如图 4.4(d) 所示, 正常状态将进入 SLE 状态. 从图 4.4(e)~(h) 我们还可以发现, 当耦合强度不断增加时, 两个耦合振子都处于 SLE 状态, 可能仍存在相位误差. 在时间序列的初始时刻, 很容易观察到这种相位误差, 并且似乎是一个反相状态. 此外, 耦合强度可以扩大癫痫样反相区域. 例如, 图 4.4(h) 展示了当耦合强度增加到 $K = 9.8$ 时, 两个 Epileptor 振子在我们的数值模拟范围内过渡到完全反相位同步状态.

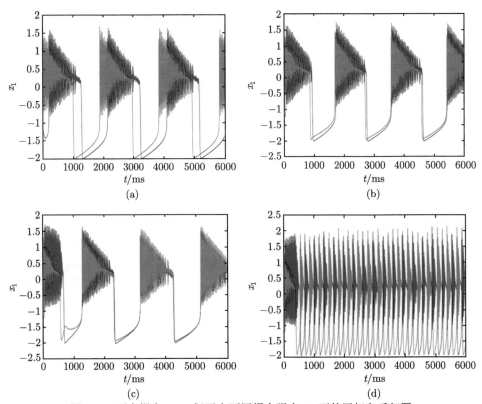

图 4.3 两个耦合 SLE 振子在不同耦合强度 K 下的同相和反相图

(a) $K = 0$, (b) $K = 5$, (c) $K = 12$, (d) $K = 15$. 初始值为: $x_{11} = -2, x_{12} = 0$, 两个振子的其他初始值相同: $x_{01} = x_{02} = -1.5, m_1 = m_2 = 0, g_1 = g_2 = 0, x_{21} = x_{22} = 0, y_{11} = y_{12} = -5,$
$y_{21} = y_{22} = 0, z_1 = z_2 = 3$

其次, 图 4.5 显示了 RSE 振子在不同耦合强度下 SLE 的周期. 由于 RSE 振子在耦合强度 $K = 0.65$ 时变为 SLE 状态, 所以我们在 $K = 1$ 时开始研究周期变化. 我们发现, 随着耦合强度的增加, SLE 发生的时间有所减少, 这说明耦合强度改进了 SLE 发生的频率. 最后, 图 4.6 说明当正常状态与 SLE 状态结合时, 可以转变为 SLE 状态, 如 $K = 5$. 在耦合强度足够大的情况下, 如 $K = 15$, 两个耦合的 Epileptor 会与 RSE 状态同步.

　　这些数值结果呈现了癫痫发作行为从癫痫区域到非癫痫区域 (即局灶性癫痫) 的发生和传播的可能性. 同样, 在其他耦合情况下, 可以通过同相同步或反相同步实现 SLE 状态. 例如, 图 4.7(a)~(b) 说明, 当一个处于 DB 状态的振子和 SLE 状态的振子耦合时, 它们最终都达到了反相同步的 SLE 状态, 而当一个 DB 状态的振子与一个正常状态的振子耦合时, 将会发展为同相同步, 如图 4.7(c)~(d) 所示.

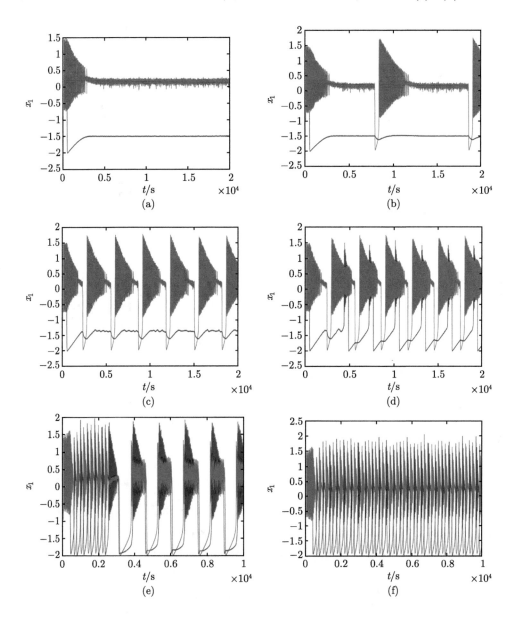

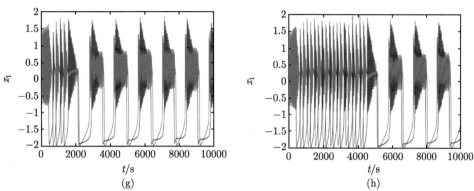

图 4.4 在不同耦合强度 K 下, 一个 RSE 状态的振子与一个正常状态的振子耦合时, 诱发的 SLE 的起始和传播演化

(a) $K = 0.65$, (b) $K = 0.66$, (c) $K = 1.05$, (d) $K = 1.1$, (e) $K = 8.5$, (f) $K = 9.5$, (g) $K = 9.7$, (h) $K = 9.8$. 初始值为: $x_{01} = -2.5, x_{02} = -0.6$, 两个振子的其他初始值相同: $x_{11} = x_{12} = 0, m_1 = m_2 = 0, g_1 = g_2 = 0, x_{21} = x_{22} = 0, y_{11} = y_{12} = -5, y_{21} = y_{22} = 0, z_1 = z_2 = 3$

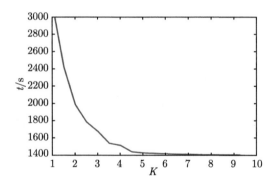

图 4.5 图 4.4 所示相同条件下, 由不同耦合强度 K 引起的 SLE 周期变化

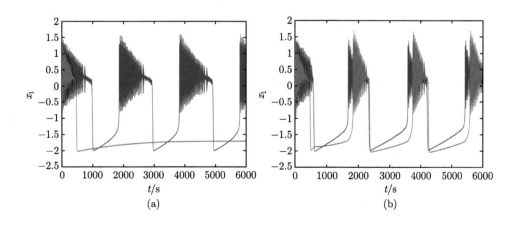

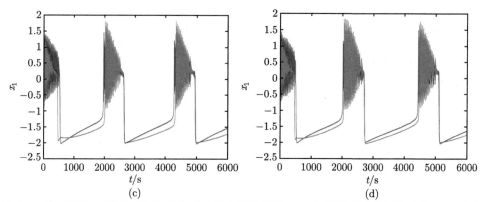

图 4.6　在不同耦合强度 K 下, 处于正常状态振子与处于 SLE 振子耦合后, 跃迁到 SLE 状态
初始值为 $x_{01} = -1.5, x_{02} = -2.5$, 两个振子的其他初始值相同: $x_{11} = x_{12} = 0, m_1 = m_2 = 0$,
$g_1 = g_2 = 0, x_{21} = x_{22} = 0, y_{11} = y_{12} = -5, y_{21} = y_{22} = 0, z_1 = z_2 = 3$.
(a) $K = 0$; (b) $K = 5$; (c) $K = 10$; (d) $K = 15$

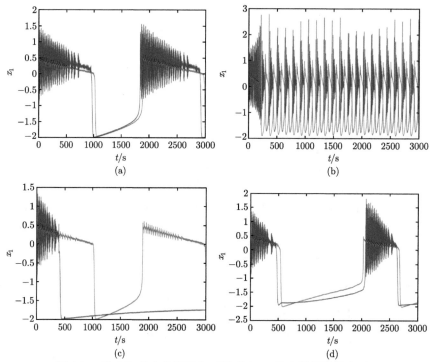

图 4.7　当 DB 状态的振子与正常或 SLE 状态的振子耦合时,
两个慢振子达到同相或反相状态
SLE 状态的初始值为 $x_0 = -1.5, m = 0$, DB 状态的初始值为 $x_0 = -1.5, m = -2$,
正常状态的初始值为 $x_0 = -2.5, m = 0$. 两个振子的其他初始值相同:
$x_1 = 0, x_2 = 0; y_1 = -5, y_2 = 0, z = 3, g = 0$

4.3.2 快速电耦合

在本节中, 我们提出了在快时间尺度上应用对称线性差分耦合来模拟电突触. 由于这种耦合侧重于通过细胞膜导电, 所以它几乎是瞬时的, 传输延迟可以忽略. 该系统的方程如下:

$$\dot{x}_{1i} = y_{1i} - f_1(x_{1i}, x_{2i}) - z_i + I_1 + \sum_{j=1}^{n} K_{ij}(x_{1j} - x_{1i}), \tag{4-14}$$

$$\dot{y}_{1i} = 1 - 5x_{1i}^2 - y_{1i}, \tag{4-15}$$

$$\dot{z}_i = \frac{1}{\tau_0}[4(x_{1i} - x_{0i}) - z_i], \tag{4-16}$$

$$\dot{x}_{2i} = -y_{2i} + x_{2i} - x_{2i}^3 + I_2 + 0.002g(x_{1i}) - 0.3(z_i - 3.5), \tag{4-17}$$

$$\dot{y}_{2i} = \frac{1}{\tau_2}[-y_{2i} + f_2(x_{2i})], \tag{4-18}$$

其中, 式 (4-14) 中的耦合函数是在具有正兴奋符号的快时间尺度上考虑的.

如图 4.8 所示, 在适当的耦合强度下, 两个振子从图 4.8(a) 和图 4.8(b) 所示的类反相状态转迁为图 4.8(e) 和图 4.8(f) 所示的类同相状态. 然而, 电耦合并不能有效地提供长期同步, 所以癫痫发作时不同皮质区域间的场电位放电的同步性较低[249,250]. 此外, 在适当的耦合强度下, 其他脑活动状态也可诱导 SLE 状态. 主要结果与 4.3.2 节中提到的情况非常相似, 这里不再赘述. 此外, 如图 4.9 所示, 随着耦合强度的变化, 与处于 DB 状态的振子耦合可以逐渐抑制 SLE 状态, 这有助于理解在一定耦合条件下癫痫发作的抑制甚至终止机制.

4.3.3 快速化学耦合

突触前神经递质释放、突触后受体结合、g 蛋白激活等中间生物学机制可诱导化学介导的突触传递[182], 这与认知灵活性、视觉注意和决策相关[251-253]. 这些复杂动力学的模型通常是非线性的, 生理上会产生一些相关参数, 包括递质浓度、释放时间、电导强度或重新摄取时间. Wang[254,255] 和 Guo[177,178,256] 的研究小组细致探究了大规模脑建模中的突触动力学, 包括用于抑制性作用的 GABA 和用于兴奋性作用的 NMDA. 这里我们采用与文献 [137,257] 相同的模型, 因为它为我们的研究提供了足够准确的生物学基础. 具体的方程描述如下:

$$\dot{x}_{1i} = y_{1i} - f_1(x_{1i}, x_{2i}) - z_i + I_1 + I_{\text{syn}}\left(\sum_{j=1}^{n} x_{1j}, x_{1i}\right), \tag{4-19}$$

$$\dot{y}_{1i} = 1 - 5x_{1i}^2 - y_{1i}, \tag{4-20}$$

$$\dot{z}_i = \frac{1}{\tau_0}[4(x_{1i} - x_{0i}) - z_i], \tag{4-21}$$

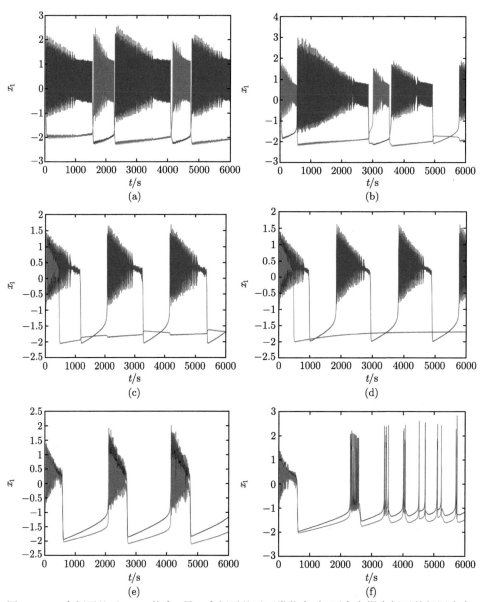

图 4.8　一个振子处于 SLE 状态, 另一个振子处于正常状态时, 两个电耦合振子的低同步度

初始值为 $x_{01} = -1.5, x_{02} = -2.5$, 两个振子的其他初始值相同: $x_{11} = x_{12} = 0, m_1 = m_2 = 0$,
$g_1 = g_2 = 0, x_{21} = x_{22} = 0, y_{11} = y_{12} = -5, y_{21} = y_{22} = 0, z_1 = z_2 = 3$

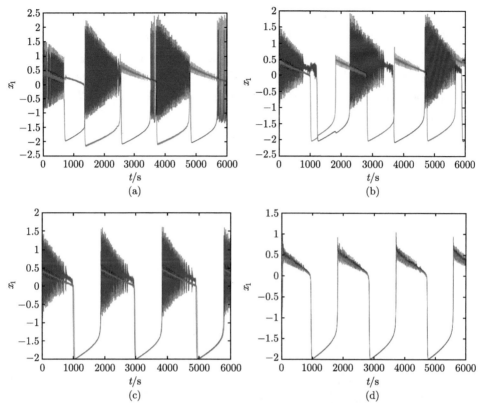

图 4.9 处于 DB 状态振子的电耦合诱导的 SLE 振子的抑制性作用

初始值为 $m_1 = 0, m_2 = -2$, 两个振子的其他初始值相同: $x_{01} = x_{02} = -1.5, x_{11} = x_{12} = 0, g_1 = g_2 = 0, x_{21} = x_{22} = 0, y_{11} = y_{12} = -5, y_{21} = y_{22} = 0, z_1 = z_2 = 3$

$$\dot{x}_{2i} = -y_{2i} + x_{2i} - x_{2i}^3 + I_2 + 0.002g(x_{1i}) - 0.3(z_i - 3.5), \qquad (4\text{-}22)$$

$$\dot{y}_{2i} = \frac{1}{\tau_2}[-y_{2i} + f_2(x_{2i})], \qquad (4\text{-}23)$$

其中

$$I_{\text{syn}}(x_i, x_j) = -G_{ij}u(x_j - E), \qquad (4\text{-}24)$$

$$\dot{u} = \alpha T(1-u) - \beta u, \qquad (4\text{-}25)$$

$$T = \frac{T_{\max}}{1 + e^{-(x_i - x_t)/K_p}}, \qquad (4\text{-}26)$$

I_{syn} 为突触后电流变量, x_i 为突触前神经元活动, x_j 为突触后神经元活动, $i, j = 1, \cdots, n$. u 为突触后电流计算参数, E 为反转电位, G_{ij} 是 i, j 神经元集群之间的突触电导强度. 参数 α, β 分别描述了突触间隙中递质浓度为 T 的正向和反向结合速率常数, 其最大值是 $T_{\max}$. 这里, 我们将这些突触参数设为 $\alpha = 1.1, \beta = 0.19, T_{\max} = 1, K_p = 5, x_t = 2$. 化学耦合的其他参数与文献 [182] 一致.

　　一般来说, 化学耦合对脑活动状态的影响明显不同于慢介电耦合和电耦合情形, 图 4.10 罗列了两个处于相同脑状态的 Epileptor 振子耦合时的情况, 比较了不同耦合项下的四组结果. 由图 4.10(a) 和 (b) 可知, 相比于其他两种耦合, 快时间尺度下的化学耦合对大脑活动状态产生了更多的抑制性效应.

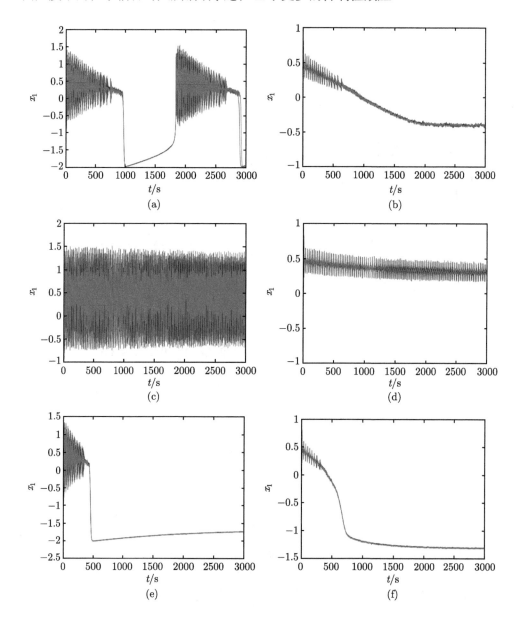

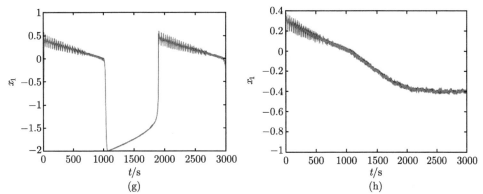

图 4.10 化学耦合与电耦合或慢介电耦合的区别

(a) SLE 振子的电耦合或慢介电耦合, (b) SLE 振子的化学耦合, (c) RSE 振子的电耦合或慢介电耦合, (d) RSE 振子的化学耦合, (e) 普通振子的电耦合或慢介电耦合, (f) 普通振子的化学耦合, (g) DB 振子的电耦合或慢介电耦合, (h) DB 振子的化学耦合. SLE 状态初始值为 $x_0 = -1.5, m = 0$, DB 状态初始值为 $x_0 = -1.5, m = -2$, 正常状态初始值为 $x_0 = -2.5, m = 0$

4.3.4　二维简化模型

为了研究慢介电常数在最慢时间尺度上的效应, 我们将平均法应用于耦合的 Epileptor 方程, 其中方程 (4-3) 中时间尺度差 $\tau_0 \gg 1$. 正如我们所知, 快变量 x_1, y_1 在由 z_i 监测的慢流形上迅速减小, 而我们注重研究慢流形的动力学特性, 因此借助 $T = t/\tau_0$ 重新定义, 当 $\tau \to +\infty$ 时, 可以得到

$$y_{1i} - f_1(x_{1i}) - z_i + I_{1i} = 0, \tag{4-27}$$

$$y_0 - 5x_{1i}^2 - y_{1i} = 0. \tag{4-28}$$

保持 $y_{1i} - f_1(x_{1i}) - z_i + I_{1i} \neq 0$, 在快振荡 $y_0 - 5x_{1i}^2 - y_{1i} = 0$ 上取平均值, 并用更简单的表达方式替换式 (4-6) 中的分段函数:

$$f_1(x_{1i}) = x_{1i}^3 + 2x_{1i}^2, \quad x_{1i} \in \mathbb{R} \tag{4-29}$$

然后, 慢介电常数耦合项下的五维系统简化为如下方程 [239]:

$$\dot{X}_i = -x_i^3 - 2x_i^2 + 1 - Z_i + I_1, \tag{4-30}$$

$$\dot{Z}_i = \frac{1}{\tau_0} \left[4(X_i - x_{0i}) - Z_i - \sum_{j=1}^{n} K_{ij}(X_i - X_j) \right], \tag{4-31}$$

其中, $i = 1, \cdots, n$ 表示来自 n 个耦合的 Epileptor 网络的节点. X 代表快振荡, Z 代表慢介电常数, x_0 表征这个集群的兴奋性水平.

图 4.11 绘制了二维简化模型和五维全系统模型的慢介电常数状态变量 Z 的变化. 很容易看出, 它们与全系统 (例如 SLE 和正常状态) 的行为非常相似. 特别

地, 我们研究了一个 SLE 振子与不同数量的正常状态振子耦合的情况, 结果展示在图 4.12 中. 我们列出了环形耦合网络中振子数目 X 对 SLE 状态下大脑活动的影响, 结果表明, 当 SLE 振子与更多正常集群耦合时, 癫痫发作频率有所降低, SLE 状态将被消除.

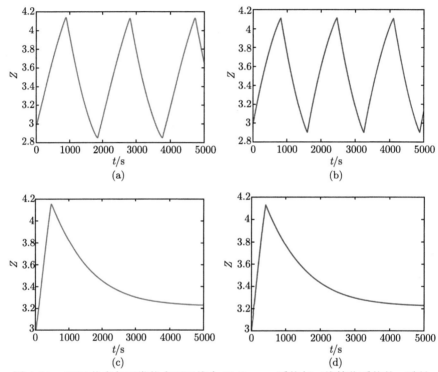

图 4.11　SLE 状态与正常状态下五维全 Epileptor 系统与二维简化系统的一致性

(a) 全 Epileptor 系统下 SLE 状态, (b) 简化 Epileptor 系统下 SLE 状态, (c) 全 Epileptor 系统下正常状态, (d) 简化 Epileptor 系统下正常状态. 简化模型的初始值为 $x_0 = -1.5, \tau_0 = 2857$

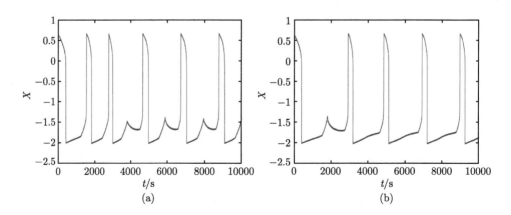

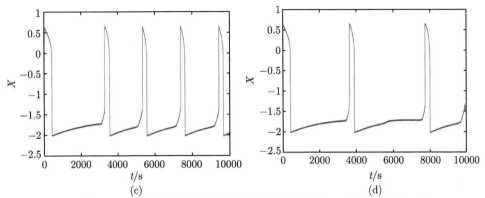

图 4.12　二维简化系统中正常振子耦合数目对 SLE 状态的影响

在这个双向环式网络中, 一个振子处于 SLE 状态, 另 $N-1$ 个振子处于正常状态. SLE 状态和正常状态初始值分别为 $x_0 = -1.5, x_0 = -2.5$. 其他参数值为 $\tau_0 = 2857, K = 0.3$

4.4　本 章 小 结

　　为了进一步了解局灶性癫痫的动力学机制, 我们通过 Epileptor 神经场模型研究了癫痫发作的动力学行为, 特别是 SLE 状态, 该模型通过慢介电常数变量进行耦合. 经过分析, 我们得出了一系列耦合情形, 发现癫痫从正常状态开始发作, 然后传播到非致痫脑区, 最后癫痫得到抑制. 此外, 我们还研究了电耦合和化学耦合对 SLE 状态产生和抑制的影响. 此外, 由简化模型还可以看到更丰富的动力学行为, 如耦合数目而非耦合强度对 SLE 状态的影响. 希望这些结论对局灶性癫痫的治疗提供一些有用的帮助.

　　值得注意的是, 我们大多数的研究仅限于两个耦合神经系统, 这是体现神经元相互作用特征的最简单的模型. 然而, 真正的癫痫网络应该由大量高度互联的动态单元组成. 因此, 在我们以后的研究中, 应该包括更多的耦合子系统和节点. 与耦合癫痫网络相关的另一个重要概念是时滞, 由于速度有限, 信号在神经元集群与闭环反馈控制耦合过程中传输的反应时间有限, 不可避免地产生时滞 [258-260]. 众所周知, 时滞会导致不稳定性、突发跃迁、周期分岔、更复杂的轨道分岔、多稳定性和确定性混沌运动等动力学现象 [261-263]. 由于耦合系统明确地包含了时滞效应, 接下来的研究应该着重讨论耦合 Epileptor 振子的分岔和时空模式.

第 5 章　难治性癫痫广义周期放电的建模与分岔转迁

广义周期放电 (GPD) 可能是难治性癫痫等脑疾病的触发因素, 但针对其机制的解释和临床治疗仍未完全明确. 本章将基于 Liley 等提出的平均场模型, 重点研究常被诊断为癫痫发作的广义周期放电波形 (generalized periodic discharge, GPD). 在合适的参数选取下, 模型再现了几种常见的脑波种类, 包括 δ 波、θ 波、α 波、β 波、γ 波、λ 波. 随后着重关注了正常脑波、GPD 波以及低频放电状态三种波形的转迁演化, 数值分析了突触变化、时滞、外界刺激以及耦合连接对不同脑电波形的影响. 研究发现, 突触效能、时滞、外部刺激以及耦合连接等参数都会引起三种不同波形之间的转迁和分岔行为, 同时理论分析了可能抑制 GPD 异常发作的方法. 研究结论能帮助理解 GPD 等异常脑电波形的发作机制并指导临床干预.

5.1　引　　言

GPD 是一种罕见的脑电图波形, 被定义为连续波形之间具有可量化间隔的相似形态的重复放电, 是一种有规律的、非瞬态的周期性同步放电模式. GPD 是多种急性、慢性神经疾病的潜在触发因素, 如急性神经损伤和非惊厥性癫痫持续状态. 难治性癫痫发作与 GPD 相关, 先前的研究已经提及 GPD 为全面性周期性癫痫样放电 (GPED). 它们几乎以规律的短时间间隔在两个半球上通过对称、扩散和同步的方式发生, 且通常保持相对恒定的时间间隔, 一般是 30 s 到 20 min. 一般来说, 周期性脑电图模式可以按周期持续时间、波形分布和扩散或同步等主要特征进行分类. 例如, 根据放电间隔, GPD 大致可分为三种类型: 周期性短间隔扩散放电、周期性长间隔扩散放电和抑制-突发模式 (高电压慢波混合峰值爆发放电). 根据波形的周期和分布, GPD 可大致分为: 广泛性周期性爆发抑制波、广泛性周期性复合慢波、广泛性一过性复发尖波、广泛性周期性三相波、周期性一侧性癫痫样放电和局限性周期性复合慢波等 [264]. 尽管学者们对 GPD 的认可已超过半个世纪, 但关于其机制的解释和临床治疗仍有很大的争议.

在平均场模型的研究中, Liley 等 [265] 提出了一个包含丘脑皮质兴奋性和抑制性神经元集群的典型高阶微分方程模型. 该模型描述了皮质神经元的膜电位, 并将锥体神经元集群的放电波形与脑电图记录进行自然的联系, 这是由于临床脑电图反映了小块皮质组织上锥体顶端树突的平均电流. 这一空间同质理论有助于理解不同的脑电图现象, 如自发性正常 α 节律、癫痫发作、与意识相关的 40Hz 脑电活动及与全身麻醉相关的脑电频谱的变化效应. 随后, 学者们基于该模型对脑电模式进行了全面系统的稳定性和分岔分析. 2009 年, Frascoli 等 [266] 从非线性动力学的角度出发, 指出一系列生理相关的参数值可诱导系统发生多重稳定性、伪周期、不同的混沌路径及共振等现象, 并且系统地解释了这些复杂行为的起源、特征及其与脑电图的相关性. van Veen[267] 指出 Liley 模型在特定的参数空间中能够表现出鲁棒的混沌行为. 之后, Dafilis 等 [268] 表明 Liley 平均场模型可以模拟与记忆形成相对应的广义多稳定性特征. Frascoli 等 [269] 通过改变突触连接数目、突触时间常数等生理参数, 指出模拟皮质的电活动及其生理属性与对应动力学特征具有一定的稳健相关性.

以往的研究更多地关注 Liley 模型所产生的复杂行为背后的现象和动力学机制, 如正常的节律 (α 频段)、棘慢波放电 (SWD) 和混沌行为. 本章试图通过 Liley 平均场模型分析 GPD 波形产生的一些可能因素. 主要结果将围绕突触传递、信息传输延迟、外部电刺激及耦合连接等生理因素对 GPD 等癫痫样放电模式的调控 (包括抑制与诱导) 展开.

5.2　Liley 模型方法

为了在集群水平上模拟大脑活动, 皮质组织的平均场模型被纳入显著的神经元集群的平均特征. 因此, 微观生理学与宏观观察 (如脑电图) 之间有了很好的联系. 本章利用 Liley 的平均场模型, 其结构示意图如图 5.1 所示. 模型包括两类集群, 一类是兴奋性的, 一类是抑制性的. 该模型在一个大柱上平均了锥体神经元和抑制性神经元的局部突触投射、丘脑输入及与其他大柱的突触相互作用. 红色矩形框中的宏柱是该模型的主要组成部分. 其动力学行为可表述为一阶和二阶耦合的非线性常微分方程:

$$\tau_e \dot{h}_e = h_{er} - h_e + \frac{h_{eeq} - h_e}{|h_{eeq} - h_{er}|} I_{ee} + \frac{h_{ieq} - h_e}{|h_{ieq} - h_{er}|} I_{ie}, \tag{5-1}$$

$$\tau_i \dot{h}_i = h_{ir} - h_i + \frac{h_{eeq} - h_i}{|h_{eeq} - h_{ir}|} I_{ei} + \frac{h_{ieq} - h_i}{|h_{ieq} - h_{ir}|} I_{ii}, \tag{5-2}$$

$$\ddot{I}_{ee} = Aae\{N_{ee}S_e(h_e) + p_{ee}\} - 2a\dot{I}_{ee} - a^2 I_{ee}, \tag{5-3}$$

$$\ddot{I}_{ie} = Bbe\{N_{ie}S_i(h_i) + p_{ie}\} - 2b\dot{I}_{ie} - b^2 I_{ie}, \tag{5-4}$$

$$\ddot{I}_{ei} = Aae\{N_{ei}S_e(h_e) + p_{ei}\} - 2a\dot{I}_{ei} - a^2 I_{ei}, \tag{5-5}$$

$$\ddot{I}_{ii} = Bb\{N_{ii}S_i(h_i) + p_{ii}\} - 2b\dot{I}_{ii} - b^2 I_{ii}, \tag{5-6}$$

其中, 平均神经元群放电率由 S 型函数表示:

$$S_q(h_q) = Q_{\max}/(1 + \exp(-\sqrt{2}(h_q - \theta_q)/\sigma_q)), \quad q = i, e. \tag{5-7}$$

所有的状态变量和模型参数均基于生理特性, 与文献解剖和生理实验一致. 皮质活动由局部兴奋性神经元集群的平均胞体细胞膜电位 h_e、抑制性神经元集群的平均胞体细胞膜电位 h_i 和四种平均突触输入 I_{ee}、I_{ei}、I_{ie}、I_{ii} 描述. 这些输入传递了神经元集群之间的相互作用. 例如, I_{ei} 与兴奋性集群流入抑制性集群的电流大小成正比. 需要注意的是, 选取 h_e 为输出变量, 因为它们与脑电图信号线性相关. h_{er} 和 h_{ir} 为平均静息电位, τ_e 和 τ_i 为兴奋性和抑制性神经元集群的膜时间常数. 参数 h_{eeq} 和 h_{ieq} 分别给出了介导激发和抑制的跨膜离子通量的反转电位. 花括号中的术语对应于轴突脉冲的两个来源: 第一部分是局部的. 例如在皮质的同一大柱内 N_{jk}, 它来源于所有 j 型神经元集群, 终止于所有 k 型神经元集群的平均突触数量; 第二部分是皮质外的, 如起源于丘脑的变量 p_{jk}, 它代表 j 型神经元集群的外源性输入 (主要是丘脑核) 到 k 型神经元集群的脉冲密度.

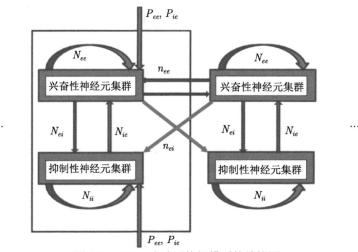

图 5.1　Liley 大脑平均场模型的结构图

该模型对锥体神经元和抑制性神经元的局部突触投射、丘脑输入以及与其他大柱的突触相互作用进行了一个大柱上的平均. 红色矩形框中的宏柱是该模型的主要组成部分

为简单起见, 我们假设没有任何皮质外的抑制性输入. 参数 a 和 b 是兴奋性和抑制性突触活动的时间尺度的速率常数. 参数 A 和 B 是兴奋性突触后电位

(EPSP) 和抑制性突触后电位 (IPSP) 的峰值振幅, θ_q 和 σ_q 是神经集群 q 的放电阈值及与其相关的标准差. 在我们的数值模拟中, 考虑一个具有代表性的参数集样本, 这些参数集之前已经被发现可以产生生理上合理的行为. 简要描述和参数值设置如表 5.1 所示, 本章的初始条件等更多设置可参见文献 [268, 265]. 所有的仿真都是在 MATLAB 环境下编写和执行的, 采用标准四阶龙格-库塔方法对系统中的方程进行积分, 时间分辨率为 0.05ms.

表 5.1   主要模型参数的简要说明和取值

参数	说明	取值	单位
Q_{max}	神经元集群的平均最大放电率	500	s^{-1}
θ_q	神经元集群放电前的膜电位阈值	-50	mV
σ_q	神经元集群放电的阈值	5	mV
h_{eeq}	兴奋性反转电位	45	mV
h_{ieq}	抑制性反转电位	-90	mV
τ_e	兴奋性细胞膜时间常数	0.094	s^{-1}
τ_i	抑制性细胞膜时间常数	0.042	s^{-1}
h_{er}, h_{ir}	静息电位	-70	mV
A, B	突触增益	0.71	mV
a	兴奋性突触速率常数	300	s^{-1}
b	抑制性突触速率常数	65	s^{-1}
N_{ee}, N_{ei}	源于兴奋性集群的平均突触数量	3034	\
N_{ie}, N_{ii}	源于抑制性集群的平均突触数量	536	\

该模型能够在适当的参数值下产生各种自发脑电图的频谱特征, 如 δ 节律 (0.3~4Hz), θ 节律 (4~8Hz), α 节律 (8~13Hz) 和 β 节律 (>13Hz). 特别地, 如果改变兴奋性速率常数 τ_e 的值, 而其他值如表 5.1 所示保持不变, 我们可以看到皮质活动可分为三种不同的模式: 正常状态、GPD 状态和低放电状态, 图 5.2(a)~(c) 可以清楚地区分它们的时间序列. 为了得到更复杂的放电模式, 我们选择另一组初始值 $\tau_e = 0.042$, $\tau_i = 0.094$, $p_{ee} = 3460$, $p_{ei} = 5070$, 通过改变 N_{ee} 产生几种 SWD 模式, 以图 5.2(d) 为例. 考虑到 GPD 和 SWD 模式都是与癫痫发作波形相关的周期性节律, 我们在模拟中将它们合并为 GPD 模式. 其中 GPD 模式的频谱图如图 5.2(e) 所示, 显示了主频率为 3~4Hz 的周期性, 与癫痫发作的频率相一致. 此外, 二维参数空间 (τ_e, τ_i) 中 h_e 的主要频率如图 5.2(f) 所示, 这仅是正常状态和 GPD 状态对应的参数, 低放电状态则需要较大的 τ_e.

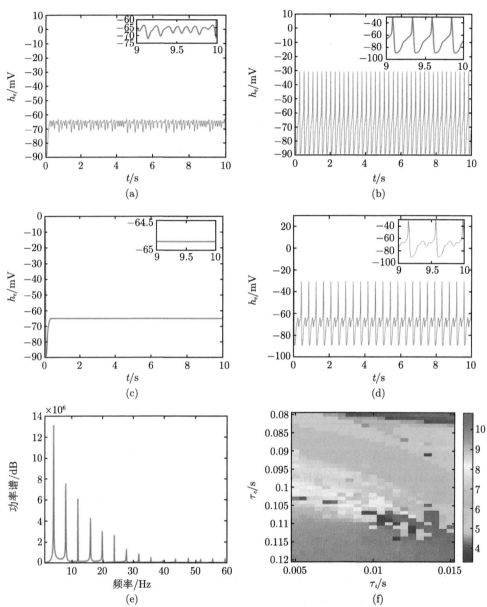

图 5.2　由 Liley 模型产生的兴奋性神经元集群的不同活动模式

(a) 正常状态下 h_e 的时间序列, $\tau_e = 0.1$, $\tau_i = 0.01$. (b) GPD 状态下的时间序列, $\tau_e = 0.05$, $\tau_i = 0.01$. (c) 低放电状态下的时间序列, $\tau_e = 0.2$, $\tau_i = 0.01$. (d) SWD 状态下的时间序列, $\tau_e = 0.042$, $\tau_i = 0.094$, $N_{ei} = 2427$, $p_{ee} = 3460$, $p_{ei} = 5070$. (e) GPD 状态的频谱, 主频率约为 4Hz. (f) 正常状态和 GPD 状态的频率分布图

利用最大 Lyapunov 指数可以简单地判断微分方程系统的动力学状态 (极限环、混沌、稳定点). 因此, 我们利用最大 Lyapunov 指数进行状态分析, 如图 5.3(a)

所示. 我们使用 Gram-Schmidt 正交化过程计算所有的 Lyapunov 指数, 该算法可
以在 Wolf 文献中跟踪 [270]. 如图 5.3(b) 所示, 总模拟时间为 50s, 经过 10s 的迭代
计算, 这些 Lyapunov 指数几乎达到稳定状态. 我们取 $t = 50\,\mathrm{s}$ 时的指数值, 由于
系统可以被 10 个一阶常微分方程重写, 因此每个模拟得到 10 个指数, 随后, 我们
使用最大的一个作为最大 Lyapunov 指数, 绘制它们的状态模式映射, 如图 5.3(a)
所示. 最大 Lyapunov 指数的符号代表不同含义, 为正意味着系统处于混沌状态,
产生具有不确定性、不重复性和不可预测性的随机节律, 如正常状态 (图 5.3(b) 中
的蓝线); 最大 Lyapunov 指数为 0 表明系统由于分岔出现了极限环, 这可以说明
这些系统处于周期性放电状态, 如 GPD 状态 (图 5.3(b) 中的红线). 此外, 微分
系统的最大 Lyapunov 指数为负数对应来自稳定平衡点的低放电状态 (图 5.3(b)

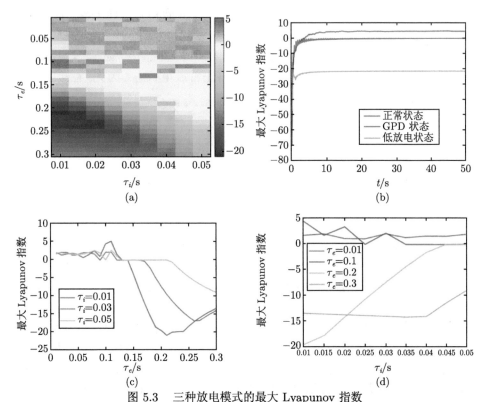

图 5.3   三种放电模式的最大 Lyapunov 指数

(a) 最大 Lyapunov 指数状态分析. 正的最大 Lyapunov 指数意味着系统处于正常放电状态, 负的指数对应系统
的低放电状态, 如果它们在 GPD 状态, 它们的最大 Lyapunov 指数应该为零. (b) 基于最大 Lyapunov 指数比
较三种放电状态. (c) 用三种不同的情况证明了最大 Lyapunov 指数随 τ_e 的变化而变化. 例如, 当 $\tau_i = 0.01$
时, 系统状态会先保持正常状态放电, 然后再转迁到 GPD 状态. (d) 以四种不同的情况来说明 τ_e 固定且 τ_i 变
化时最大 Lyapunov 指数的演化. 例如, 当 τ_e 的值适当时, 随着 τ_i 的增加, 它们将转变为 GPD 状态, 如红黄线
所示. 但是, 如果 τ_e 太小或太大, 状态转换会失败, 如蓝线和绿线所示

中绿线). 通过对最大 Lyapunov 指数的分析, 发现 τ_e 和 τ_i 在适当的范围内都可以诱发放电状态的转变. 例如, 图 5.3(c) 说明系统最先处于正常状态, 对应的最大 Lyapunov 指数是正值, 随着 τ_e 增加, 系统将转迁到 GPD 状态, 此时对应的最大 Lyapunov 指数为 0, 当最大 Lyapunov 指数为负数时, 系统呈现低放电状态. 同样, 当固定 $\tau_e = 0.2$ 时 (图 5-3(d)), 随着 τ_i 的增加, 系统将从正常状态转迁为 GPD 状态, 因为对应的最大 Lyapunov 指数由正数减小到 0, 如图 5.3(d) 中的红线所示. 图 5.3(d) 所示的黄线则说明, 系统也存在由低放电状态到 GPD 状态的转迁行为.

值得注意的是, 系统对 τ_e 比 τ_i 的敏感程度更高, 对 τ_e 的作用条件也更为敏感. GPD 模式所需的参数条件与其他模式相比是严格的. 例如, 在我们的模拟范围内, 当 τ_i 在我们选择的范围内时, 只要将 τ_e 移动到一个适当的范围, 就可以产生每一种放电模式. 但是, τ_e 的值过大或过小都会导致模式转换失败. 如图 5.3(d) 中的绿色曲线, 即 $\tau_e = 0.3$ 的情况下, 最大的 Lyapunov 指数总是小于 0, 无论 τ_i 取什么值, 系统都保持在低放电状态. 同时, τ_e 取较小值时, 如 $\tau_e = 0.01$, 最大 Lyapunov 指数总为正值, 所以系统总是保持正常放电状态. 因此, 在接下来的研究中, 我们尽可能将 τ_e 作为分岔参数.

5.3　主要结果讨论

5.3.1　突触传递

皮质锥体神经元的去抑制被认为是 GPD 产生的一个候选机制 [271]. 有学者发现, 由皮质抑制性中间神经元兴奋性输入的选择性减少所致的 GPD 模式与急性脑缺血病的脑电图匹配良好. 抑制性中间神经元的兴奋性输入减少, 导致皮质网络的兴奋性增加, GPD 产生的网络机制与某些类型癫痫活动的产生类似 [272]. 在本节中, 我们研究了突触递质对脑电图模式的影响, 包括 GABAergic(抑制性) 突触和 AMPAergic (兴奋性) 突触.

首先, 我们改变兴奋性锥体神经元和抑制性中间神经元的兴奋性输入. 从 N_{ee}, N_{ei} 基线值的一半到两倍变化, 根据 h_e 的波形图, 会有三种活动模式, 如图 5.4(a) 所示. 为了得到一个清晰的动力学视图, 我们计算了每个系统的 10 个 Lyapunov 指数, 利用这种方法分析它们的放电状态时, 仍然只考虑最大 Lyapunov 指数, 如图 5.4(b) 所示. 需要指出的是, 在绿色区域所表示的一组基线值 (100%) 中, 当所有突触都完整时, 就会产生正常的 α 节律, 如图 5.4(a) 所示. N_{ee} 降低时, 无论 N_{ei} 如何取值, 变化比值均小于 1, 只有 GPD 模式和低电压状态. 当 N_{ei} 增加 1~2 倍的范围, 一个非常小的区域会发生正常的放电模式. 一旦处于正常状态, N_{ei} 在适当范围内的任何相对较小的增强或减弱都会诱发 GPD 模式, 但多数情况

下处于低放电状态. 图 5.4(c) 和 (d) 通过频谱分析比较了正常状态和 GPD 状态的

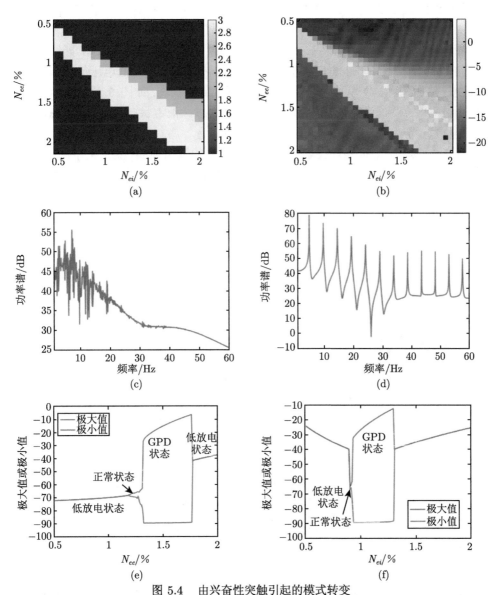

图 5.4 由兴奋性突触引起的模式转变

(a) 对通过变化 N_{ee} 和 N_{ei} 时 h_e 的波形进行状态分析. 模式一为低放电状态 (蓝色), 模式二为正常状态 (黄色), 模式三为 GPD 状态 (绿色). (b) 当 N_{ee} 和 N_{ei} 与基线值 $N_{ie} = N_{ii} = 3034$ 成比例变化时的 Lyapunov 指数进行状态分析. 模式分类与图 5.4(a) 一致. (c) GPD 放电的频谱. 当 $N_{ee} = 4247$, $N_{ei} = 3944$ 时, 主频率不是很明显, 大致在 8Hz 左右. (d) 低放电状态的频谱. 主频率比较固定, 约为 5Hz, 其中 $N_{ee} = 3034$, $N_{ei} = 2427$. (e) $N_{ei} = 4247$ 固定时 N_{ee} 的分岔分析. 系统经历了几个转迁行为, 首先从低电压的低放电状态到正常状态, 然后到 GPD 状态, 再回到高电压的低放电状态. (f) $N_{ee} = 4247$ 时的 N_{ei} 分岔分析频谱, 如图 5.4(c) 所示, 正常状态的主频高峰处于约 8Hz 的 α 节律中, 而 GPD 的主要频率固定在 4Hz 左右, 如图 5.4(d) 所示的周期性放电模式. 图 5.4(e) 和 (f) 中, 清晰地比较了 N_{ee} 和 N_{ei} 的动力学分岔结果. 我们可以看到, 当一个参数固定时, 随着另一个参数的变化, 三种模式依次出现. 例如, 当 $N_{ei} = 4247$ 即固定为基线值的 1.4 倍, $N_{ee} = 3034$ 时, 它们将经历若干模式转迁, 从低电压放电状态到正常状态, 然后到 GPD 状态, 最后回到高电压低放电状态, 如图 5.4(e) 所示. 同样, 当 $N_{ee} = 4247$ 固定时, 它们也经历了低放电状态、正常状态、GPD 状态、返回低放电状态的放电模式转换过程, 如图 5.4(f) 所示.

　　已有文献指出, 抑制性突触是大脑动态反应的敏感控制位点, 接下来, 我们改变了抑制性突触 N_{ie}, N_{ii}. 与图 5.4 中所示的兴奋性 GABA 突触对放电活动的影响类似, 也可以得到相应的模式转换. 在正常状态下, N_{ie} 减少或 N_{ii} 增加可以诱导 GPD 模式, 如图 5.5(a) 所示. 为了避免重复, 我们在图 5.5(b) 中只给出每个放电状态的最大 Lyapunov 指数.

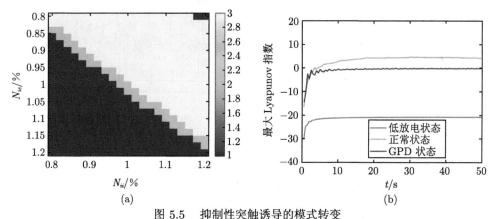

图 5.5　抑制性突触诱导的模式转变

(a) 按照 $N_{ie} = N_{ii} = 536$ 基线值的比例改变 N_{ie} 和 N_{ii} 时的系统状态变化分析图.
放电状态按照波形划分, 模式一为低放电状态, 颜色为蓝色,
模式二为正常状态, 颜色为黄色, 模式三为绿色区域的 GPD 状态.
(b) 取三种状态的放电情况, 比较其最大 Lyapunov 指数

5.3.2　时间延迟

　　时间延迟是神经系统中不可缺少的一部分, 并得到了广泛的研究 [273,274]. 受到时滞可以以多种方式改变全局动力学的启发, 在这一节中, 我们将时滞纳入 Liley 模型中, 兴奋集群和抑制集群的动力学行为可以用以下系统来描述:

$$\tau_e \dot{h}_e = h_{er} - h_e + \frac{h_{eeq} - h_e}{|h_{eeq} - h_{er}|} I_{ee}(t - \tau) + \frac{h_{ieq} - h_e}{|h_{ieq} - h_{er}|} I_{ie}(t - \tau), \qquad (5\text{-}8)$$

$$\tau_i \dot{h}_i = h_{ir} - h_i + \frac{h_{eeq} - h_i}{|h_{eeq} - h_{\mathrm{ir}}|} I_{ei}(t - \tau) + \frac{h_{ieq} - h_i}{|h_{ieq} - h_{\mathrm{ir}}|} I_{ii}(t - \tau). \qquad (5\text{-}9)$$

这里我们只考虑不同神经集群之间的时滞, 忽略同一神经集群内部之间的时滞. 虽然时滞使上述方程的分析更加困难, 但我们可以通过数值模拟来研究. 在我们的模拟中, 设定 $\tau_e = 0.15$, $\tau_i = 0.01$, 其他参数见表 5.1.

正如时间序列和相位轨迹所显示的, 时间延迟也会带来不同的放电模式, 包括特殊的 GPD, 这种放电模式会持续一段时间, 我们称之为一般周期性爆发的模式 (GPB). 从图 5.6(a)~(f) 中可以发现, 随着时间延迟的扩大, 放电状态发生了几次转变. 在没有时间延迟的情况下, 它们表现出如图 5.6(a) 所示的低放电状态的节律性, 并演变为一个固定点, 如图 5.6(b) 所示的相图. 当时滞为 0.001s 时, 系统进入正常状态模式, 如图 5.6(c) 和 (d) 所示. 随着时滞的增加, 它们会出现如图 5.6(e) 所示的 GPD 模式, 图 5.6(f) 的轨迹也描述了其周期性. 当延迟时间增加到 0.1s 时, 由于放电时间较短, 出现 GPB 模式, 如图 5.6(g) 和 (h) 所示.

图 5.7(a) 描绘了时间延迟沿 x 轴变化而 τ_e 沿 y 轴变化的二维图. 这表明当 τ_e 较大, τ 较小时, 脑电图模式对这两个参数更为敏感. 类似于图 5.5(a) 所示的现象, 如果从绿色区域表示的非常受限的正常状态开始, 时滞 τ 减弱或 τ_e 增大会引起向低放电状态的转迁行为, 即两个参数向蓝色区域变化; 当时滞 τ 增大或 τ_e 减少时, 系统呈现 GPD 状态. 特别地, 持续增大延迟将会导致 GPB 模式.

为了具体分析时间延迟对放电模式的影响, 我们通过设置 τ_e 为定值, 给出三个例子解释时间延迟引起的模式转变. 首先, 我们通过分析 h_e 的波峰和波谷, 绘制了由时滞诱导的动力学分岔图, 如图 5.7(b) 所示, 系统开始处于低放电状态, 然后转变为正常状态, 最后变成 GPD 状态. 注意到, 在正常状态下, 由于非周期性, 波峰和波谷不是固定的, 所以我们在模拟中取最后的波峰和波谷值. 在低放电状态下, 膜电位基本保持在同一水平, 因此我们将波峰和波谷标记为同一值. 作为补充, 图 5.7(c) 和 (d) 再次说明了当时滞大于 30ms 时, 系统会产生广义的周期性放电模式. 在图 5.7(c) 中, 当它们处于低放电状态和正常状态时, 由于这两种情况都没有尖峰放电, 所以峰值持续时间为 0. 即使处于 GPD 模式, 它的尖峰放电峰值是瞬时的, 并返回到静息状态, 所以仍然标记为 0. 但经过时间延迟达到阈值约为 30ms 时, 它们会变成 GPB 状态, 因为尖峰放电峰值不再为 0, 并且随着时间延迟的增加, 放电次数也有所增加. 图 5.7(d) 为只统计放电峰值的分岔图, 结论与图 5.7(c) 一致. 如果它们处于低放电状态、正常状态或 GPD 状态, 每个状态都只有一个峰值. 经过图 5.7(c) 和图 5.7(d) 中红色 × 标记的阈值后, 它们进入 GPB 模式. 在 GPB 状态下, 一次放电周期过程中会出现两个峰值, 因为在放电过程中, 电压并未保持在同一水平. 但如果时间延迟足够大, 膜电压将保持在同等水平. 由于间隙的缩小, 我们可以看到当延迟 $\tau > 0.1$s 时, 放电峰值几乎重叠, 如图 5.7(d) 所示.

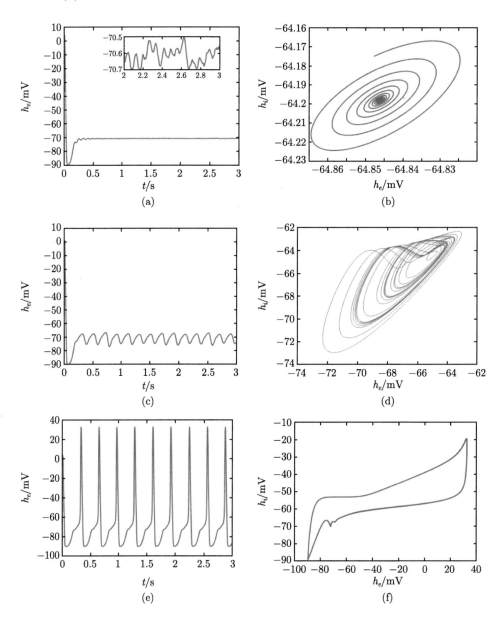

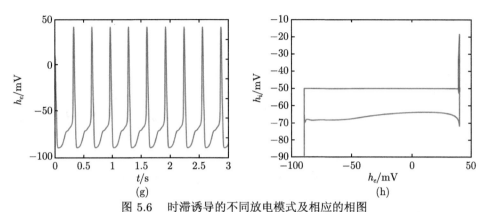

(g)   (h)

图 5.6   时滞诱导的不同放电模式及相应的相图

(a)、(b) 低放电状态, $\tau = 0$; (c)、(d) 正常状态, $\tau = 0.001$; (e)、(f) GPD 状态, $\tau = 0.01\mathrm{s}$; (g)、(h) GPB 状态, $\tau = 0.1\mathrm{s}$

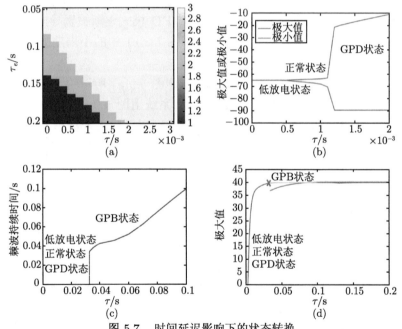

(a)   (b)

(c)   (d)

图 5.7   时间延迟影响下的状态转换

(a) 时间延迟和 τ_e 诱导的放电状态分布图, 第一模态为低放电状态, 第二模态为正常状态, 第三模态为 GPD 状态. (b) 时间延迟诱导下的分岔图, 统计的指标为时间序列的波峰和波谷, 此时 $\tau_e = 0.18$. 放电模式经过低压的低放电状态到正常状态, 再转移到 GPD 状态. (c) 时间延迟诱导下的分岔图, 统计的指标为时间序列的峰值持续时间, 同样 $\tau_e = 0.18$. 当 $\tau \ll 0.03\mathrm{s}$ (红色 × 标记) 时, 它们将处于低放电状态, 或正常状态, 或 GPD 状态, 因为它们的放电是瞬时的. 否则, 系统为持续放电的 GPB 状态, $\tau_e = 0.18$. (d) 由时间延迟诱导的低放电状态、正常状态、GPD 状态 (这三种状态中每一种都只有一个棘波放电峰值) 向 GPB 状态转迁 (在有两个峰值之后, 间隙变窄, 峰值几乎可以重叠)

5.3.3 外部电刺激

作为治疗一些突发疾病的有效方法之一, 外部刺激已被广泛应用 [61,274,275], 通过对神经网络的动力学行为进行理论分析和数值模拟, 发现它们是很好的控制因素 [276]. 特别地, 许多研究已经证明了控制癫痫发作的关键因素, 包括刺激的频率、振幅和放电波形持续时间 [65,277]. 为了模拟外部刺激, 我们采用典型的周期阶跃函数, 以如下方波的形式模拟大脑深部脑刺激 (DBS):

$$S(t) = A_s \times H\left(\sin\left(\frac{2\pi t}{P}\right)\right) \times \left(1 - H\left(\sin\left(\frac{2\pi(t+D)}{P}\right)\right)\right), \quad (5\text{-}10)$$

其中, A_s 为 DBS 的振幅, H 为 Heaviside 双值函数. P 为 DBS 周期, D 为 DBS 脉冲的持续时间, 如图 5.8(a) 所示.

首先, 我们从正常状态开始, 对模型施加正向的 DBS 输入时, 从图 5.8(b) 到图 5.8(d) 可以看出, 随着输入强度的提高, GPD 模式逐渐被诱导出现. 然而, 当刺激输入为负时, 模拟的脑电图将首先显示图 5.8(e) 中的小周期振荡, 增加其强度后, 则类似于图 5.8(f) 所示的低放电状态.

其次, 我们将初始状态设为 GPD 模式, 即图 5.9(a) 所示的 SWD 和图 5.9(e) 所示的简单 GPD 模式. 当刺激是负输入时, 系统由图 5.9(b) 中的 SWD 模式转迁到图 5.9(c) 中的低放电状态, 这说明 DBS 可以消除癫痫波形. 相反, 在正向刺激下, 系统可以转化为简单的 GPD 模式, 如图 5.9(d) 所示. 当系统初始为图 5.9(e)~(f) 中的 GPD 状态时, 如果我们对系统施加负向的 DBS 输入, 模式将变为图 5.9(e) 所示的正常状态, 随后变为图 5.9(f) 所示的低放电状态.

5.3.4 耦合连接

人类的大脑皮质由数千个大柱组成, 也就是来源于突触前动作电位对离子性神经递质受体的突触后激活的平均突触输入, 产生于近、远神经群体的集体活动. 它们可由一个临界阻尼振荡器很好地模拟, 该振荡器是由局部神经组织的放电率的平均速率驱动的 [278]:

$$\ddot{I}_{ee} = \text{Aae}\{N_{ee}S_e(h_e) + p_{ee} + \phi_{ee}\} - 2a\dot{I}_{ee} - a^2 I_{ee}, \quad (5\text{-}11)$$

$$\ddot{I}_{ei} = \text{Aae}\{N_{ei}S_e(h_e) + p_{ei} + \phi_{ei}\} - 2a\dot{I}_{ei} - a^2 I_{ei}, \quad (5\text{-}12)$$

$$\ddot{\phi}_{ee} = n_{ee}\omega^2 S_e(h_e) - 2\omega\dot{I}_{ee} - w^2\phi_{ee}, \quad (5\text{-}13)$$

$$\ddot{\phi}_{ei} = n_{ei}\omega^2 S_e(h_e) - 2\omega\dot{I}_{ei} - w^2\phi_{ei}. \quad (5\text{-}14)$$

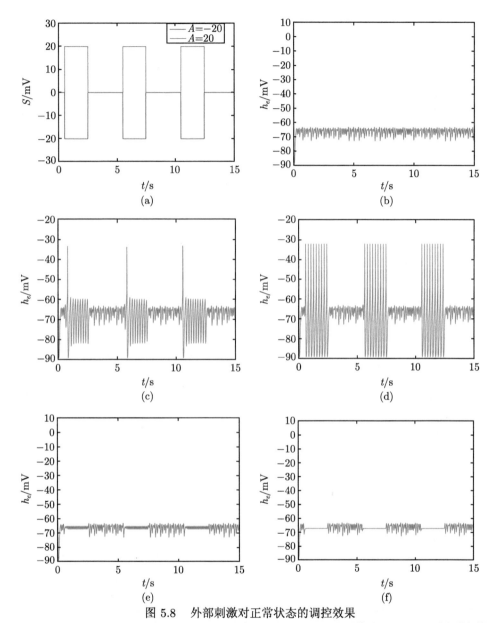

图 5.8 外部刺激对正常状态的调控效果

$\tau_e = 0.1, \tau_i = 0.01, p_{ee} = 7250, p_{ei} = 8250, P = 5, D = 2$. (a) DBS 矩形波形. (b) $A_s = 0$ 即无外部输入的正常状态.(c) 当 $A_s = 20$ 时从正常状态转迁到 GPD 状态. (d) 当 $A_s = 50$ 时, 系统产生 GPD 模式. (e) 当 $A_s = -20$ 时, 系统从正常状态转迁到小振幅的放电状态. (f) 当 $A_s = -50$ 时, 系统产生低放电状态

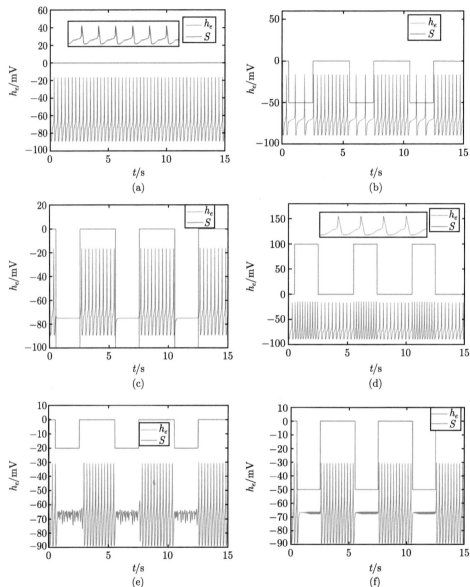

图 5.9　外部刺激对 SWD 模式 (a)~(d) 和 GPD 模式的调控效果 (e)~(f), $P = 5, D = 2$
(a) 无外界刺激的 SWD 状态即 $A_s = 0$. (b) 由 SWD 模式产生多棘慢波放电, $A_s = -50$. (c) 当 $A_s = -100$ 时, SWD 模式产生低放电状态. (d) 当 $A_s = 100$ 时, 由 SWD 模式产生 GPD 状态. (e) 当 $A_s = -20$ 时, GPD 模式诱导正常放电节律. (f) 当 $A_s = -50$ 时, 由 GPD 诱导出简单的振荡模式. 其中参数设置如下,
SWD: $\tau_e = 0.042, \tau_i = 0.094, N_{ei} = 2427, p_{ee} = 3460, p_{ei} = 5070$;
GPD: $\tau_e = 0.05, \tau_i = 0.01, p_{ee} = 7250, p_{ei} = 8280$

输入 ϕ_{ei}, ϕ_{ee} 表示其他大柱的兴奋性集群与该大柱的抑制性集群和兴奋性集群之间的突触相互作用, 在 5.3.1~5.3.3 节中可以忽略不计. 在这个模型中, 假设

动作电位通过皮质-皮质纤维传递的距离远大于局部轴突纤维. 因此, 不能忽略传输延迟, 这就导致 $w = v/\Lambda$, v 描述轴突传导速度, Λ 表示皮质-皮质连通性衰减尺度. 局部神经元上的平均长期兴奋性连接数目由变量 n_{ee}, n_{ei} 给出.

首先, 在保持 $n_{ee} = 1000$ 的情况下, 改变参数 w 和 n_{ei}, 我们仍然关注最大 Lyapunov 指数. 如果参数 w 变大, 系统将从 GPD 状态切换到低放电模式, 如图 5.10(a) 所示. 红线显示的是特殊情况, 如果 n_{ei} 也足够大, 系统将保持 GPD 放电模式而不发生变化. 相反, 从图 5.10(b) 可以看出, 当参数 n_{ei} 变大时, 低放电模式会转迁到 GPD 状态, 除非 w 非常小, 如黑色曲线所示. 上述参数的选择并不唯一, 因为其他的模型变量也可以合理变化. 具体来说, 当保持 $w = 100$ 时,

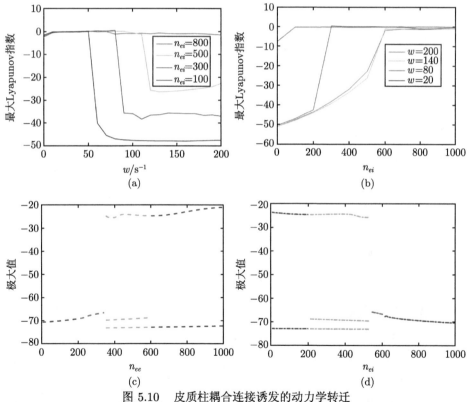

图 5.10　皮质柱耦合连接诱发的动力学转迁

$\tau_e = 0.094, \tau_i = 0.042, N_{ei} = 2427, p_{ee} = 3460, p_{ei} = 5070$

(a) 当系统初始态为 GPD 状态, 随着 w 的增加, GPD 状态会转迁到低放电状态, $n_{ee} = 1000$. (b) 当初始态为低放电状态时, 系统会随着 n_{ei} 的增大转迁到 GPD 状态. (c) 当固定 $n_{ei} = 200, w = 100$, 随着 n_{ee} 的增大, 系统会从低放电状态转迁到 GPD 状态. 从左到右, 状态依次为: 低放电状态, 正常状态, 多棘慢波放电状态, SWD 状态. (d) 当固定 $n_{ee} = 600, w = 100$ 时, 随着 n_{ei} 的增大, 系统会从 GPD 态向低放电状态转变. 首先是 SWD 状态, 然后是多棘慢波放电状态 (绿色), 正常状态 (红色), 低放电状态 (蓝色)

改变 n_{ee}、n_{ei} 也可以很容易地观察到放电模式相互转换的现象, 如图 5.10(c)~(d) 所示. 其中蓝线表示低放电状态, 因为它们收敛于平衡点. 当它们是正常状态 (红线) 时, 我们将把模拟结果的最后一个峰值作为绘制所选的峰值. 可以看到, 其峰值大于低放电状态的值. 多棘慢波放电用绿线表示, 因为它们在一个周期有三个棘, 而棘慢波模式被表示为棕红色, 因为它们在每个周期具有两个峰值. 为了更为全面地理解, 图 5.11(a) 绘制了 $n_{ee} - n_{ei}$ 同时改变时系统的状态分布, 具体的时间序列图展示在图 5.11(b) 中. 这表明, 如果我们保持一个参数不变, 改变另一个参数, 模式转换也会发生. 如果将 w 和 n_{ee} 作为变化参数, 可得到与图 5.11(c) 和图 5.11(d) 相似的数值结果. 这些结果表明, 不同宏柱之间的耦合连接可以通过几个关键参数引起放电模式的转化.

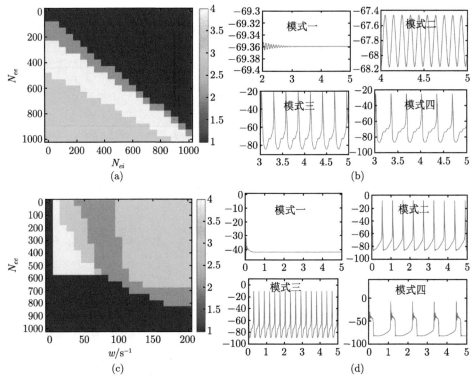

图 5.11　皮质柱耦合连接诱导的状态转迁. $\tau_e = 0.094, \tau_i = 0.042, p_{ee} = 3460, p_{ei} = 5070$ (a) n_{ee} 和 n_{ei} 同时改变时系统的模态分布, 初始态设置为 $N_{ei} = 2427, w = 100$ 对应的低放电模式. (b) n_{ee} 和 n_{ei} 诱导的四种不同活动模式, $N_{ei} = 2427, w = 100$. (c) n_{ee} 和 w 同时改变时系统的模态分布, 初始态设置为 $N_{ei} = 1820, n_{ei} = 1000$ 对应的低放电模式. (d) 固定 $N_{ei} = 1820, n_{ei} = 1000$, 参数 n_{ee} 和 w 诱导的四种不同活动模式

5.4 本 章 小 结

本章以 Liley 理论为基础, 研究了可测量的脑电活动与皮质-丘脑平均场模型动力学行为之间的联系, 该模型是对人类皮质神经元平均活动的数学和生理上的简洁描述. 以往的研究大多是采用 Liley 模型研究脑电图检测到的兴奋神经元的平均体细胞膜电位, 特别是癫痫发作时的复杂动态行为. 我们主要研究了一种特殊的脑电模式, 即 GPD 模式, 以及三种不同活动模式之间的转迁: 正常模式、GPD 模式和低放电模式. 研究结果表明, 无论是突触传递器变化、时间延迟、外部刺激等局部范围效应, 还是全局耦合等远程输入, 都能成功诱导放电模式转迁, 并导致 GPD 模式从低放电状态转变为自发的脑电节律. 我们的模拟结果试图通过分析不同的模型参数, 从几个方面对其内部机制进行推测.

例如, 只有当 $N_{ei} \geq N_{ee}(N_{ie} \geq N_{ii})$ 时, 才会导致正常状态. 当增加 N_{ee} 或减少 N_{ie}(或增加 N_{ii}, 或减少 N_{ie}) 时, 正常状态将转变为 GPD 模式. 因此, 以上结论反映了抑制性皮质中间神经元 AMPA 突触 (或兴奋性锥体神经元 GABA 受体) 的选择性缺失, 是 GPD 模式产生的一种潜在病理生理机制. GPD 患者目前面临的一个尴尬局面是抗癫痫药物治疗的无效性, 其原因可能是不可逆的选择性突触损伤. 此外, 我们发现 DBS 可诱导正常状态到 GPD 状态的转迁, 这就可以解释为什么一些癫痫发作是偶然发生的, 如精神问题、头部创伤和手术. DBS 还可以将 GPD 状态转化为正常状态, 已被用于癫痫和其他神经系统疾病的有效治疗. 由时间延迟和耦合连接引起的放电模式转迁行为表明, 许多内部环境和连接可能是 GPD 模式的生成机制, 在此机制下大脑网络表现出复杂的动态行为.

需要指出的是, 本章并没有给出详细的分岔分析来揭示模态跃迁发生时背后的动力学机制, 因此进一步解释这些复杂的分岔现象可能是我们下一步研究的重点. 这些结果鼓励更为广泛地使用平均场模型阐明 GPD 和癫痫样的生理机制, 我们也希望从动力学的角度为临床治疗提供一些指导.

第 6 章　失神癫痫发作的动力学建模分析与调控

电生理实验和计算模型均已表明, 皮质下丘脑在失神癫痫诱发和维持的过程中扮演着起搏器的角色, 且丘脑网状核占有重要地位. 然而, 丘脑网状核本身的兴奋性及自抑制作用如何影响失神癫痫, 能否诱发多种癫痫类型之间的转迁行为, 还没有统一的动力学解释. 基于此, 本章采用经典的皮质-丘脑环路模型, 从动力学角度研究癫痫发作的机制. 首先, 探讨了丘脑网状核的外部输入和自抑制作用对癫痫功能机制的影响, 结果表明, 适当的外部输入可以诱导失神、强直及阵挛癫痫之间的转迁行为, 自抑制作用主要通过改变皮质的兴奋性, 达到抑制棘慢波放电的目的. 其次, 研究了适合帕金森病治疗的两种刺激模式对于失神癫痫的调控效果, 结果显示, 在合适的刺激强度下, 这两种模式均具有可观的控制作用, 且可以通过调节相关参数适应不同发作程度. 最后, 探究了传统 DBS 单独或共同作用在丘脑网状核和中继核的情形, 对比发现, 在保证刺激效果的前提下, 同时刺激两类核团所需的电流更少, 从而对患者的伤害更小. 研究结果有望揭示失神癫痫的致病机制, 辅助临床诊断.

6.1　引　　言

全面性癫痫可细分为失神癫痫、强直性癫痫及阵挛性癫痫等. 其中失神癫痫常发于儿童和青少年, 在临床上常表现为大脑双侧高度同步的 2~4Hz SWD, 也有个别患者会出现多棘慢波或单棘波等不规则的波形, 这是临床上借助 EEG 判断这类癫痫发作的主要依据 [12,279,280]. 失神发作时常伴有意识障碍和行动骤停, 发作期持续几秒到几十秒不等, 发作具有反复性, 会造成患者记忆力和学习等基本能力下降. 目前主流的观点认为失神癫痫起源于双侧皮质或皮质-皮质下结构, 是儿童癫痫的常发类型, 在年龄段 3~8 岁发作频繁, 且具有较高的发作频率, 最高可达一天发作 200 次, 严重影响儿童的身心健康 [12,279,280].

失神癫痫的诱因极其复杂, 主要包括遗传学、离子通道机制、神经递质等, 但至今尚未完全明确. 随着医学的发展, 近来常用脑电图同步功能 MRI (functional MRI, fMRI) 定位探索脑疾病的发展诱因. 研究表明, 网状核和中继核在 SWD 的发展中起主要作用, 皮质和丘脑都不能单独维持 SWD, 而意识障碍可能与大脑额叶、顶叶等脑区的功能抑制相关联 [281,282]. 啮齿类动物失神癫痫发作时的表现和脑电记录与儿童发作时高度相似, 因此, 运用相关的动物模型探索失神癫痫的机制、诱因及调控是可行的. 例如, Meeren 等 [250] 记录了 WAG/Rij 大鼠自发 SWD 期间皮质和丘脑场电位之间的相互关系, 发现在多个皮质位点记录的 SWD 始终落后于某一固定点, 这就是被广泛接受的皮质焦点理论中的 "焦点", 且这个焦点是诱发皮质-丘脑阵发性振荡的主要因素. Tenney 等 [283] 使用 BOLD fMRI 技术, 通过遗传性失神小鼠实验证明了大脑区域的信号变化, 指出丘脑和皮质中血氧水平依赖 (BOLD) 信号的升高也许反映了失神癫痫发作时与 SWD 发作和维持相关的血流量增加, 这对于生成和维持表征失神发作的 SWD 非常重要. 由于丘脑的重要性, McCafferty 等 [284] 借助动物模型揭示了失神癫痫发作过程中, 丘脑的放电行为首先是由皮质-丘脑的兴奋性通路诱发, 并通过网状核对中继核的抑制作用共同决定, 而与簇放电相关的 T-通道第一时间激活中继核, 这一结论促进了丘脑-皮质网络下失神癫痫的机制理解.

失神癫痫的治疗一直都是医学界较为前沿的课题. 癫痫具有明显的特异性, 即不同患者, 甚至同一患者不同的发作时期, 其发作的特征都会具有差异性. 越来越多的生物实验证明电刺激对癫痫治疗的有效性. 2012 年, Zhong 等 [285] 研究了低频刺激对小鼠癫痫发作时持续时间的影响; Huang 等 [29] 证实了高频刺激能使患有局灶性癫痫的小鼠恢复正常; 文献 [286] 在小鼠实验中证明了 on-off 的控制刺激可以抑制小鼠癫痫发作, 且效果与持续时间等因素密切相关; Berényi 等 [287] 设计了闭环经颅电刺激装置, 当癫痫发作时, 可以通过闭环装置有效施加控制; 文献 [288] 通过刺激小鼠的海马体引起其膜电压的改变, 从而控制癫痫样放电活动. 不仅动物实验说明了电刺激的可行性, 患者的真实数据, 也得出了类似结果. 2007 年, Boon 等 [26] 对 12 名颞叶癫痫患者进行长时程 DBS 刺激, 证明了对内侧颞叶施加刺激是一种潜在的疗法; 2012 年, Tyrand 等 [28] 的实验结果显示对杏仁核-海马区施加 DBS 刺激 (AH-DBS) 确实减少了患者的癫痫发作时间.

异常的动力学过程似乎是大脑疾病的基础, 不少学者基于生物数学模型, 从动力学角度阐述癫痫的发病机制以及控制策略. Taylor 和 Baier 等 [151] 于 2011 年优化了 Wilson-Cowan 方程, 基于墨西哥帽的连接方式考虑了空间扩展模型下棘慢波 (spike-wave) 的性质. 随后, 该研究团队提出了包含丘脑在内的大尺度皮质-丘脑环路系统, 重现了 EEG 记录和病态放电模式, 从动力学角度分析了临床上不同脑电活动潜在的产生和转迁机制 [56,57,152]. Fan 和 Liu 等 [60,289] 在 Taylor 模型的基础上加入了去抑制环路, 全面探究了第二抑制性神经元对失神癫痫的影响, 发现去抑制作用不仅可以诱导失神癫痫和强直阵挛癫痫之间的转迁, 而且对 SWD 存在延迟发放控制. 在控制策略方面, da Silva 等 [290] 提出了包括外部刺激扰动在内的三种癫痫转迁机制, 说明可以通过外部刺激使得系统恢复到背景状态. Kramer 等 [291] 在大脑皮质的数学模型中加入了反馈控制器, 依据动力学理论分析了癫痫机制, 展现了丰富的分岔现象. 文献 [292] 通过控制信号或刺激决定癫痫对应极限环的开启或终止. 文献 [108, 293] 将癫痫的控制问题看作最优控制问题, 结合拟谱方法给出了消除失神癫痫的最优策略, 为寻找最优控制位置的相关工作奠定了基础. 文献 [56, 57, 60, 61] 加入了刺激干扰机制研究单脉冲刺激对失神癫痫的控制作用及传播效应. 2019 年, Wang 等 [67] 从动力学角度阐明了丘脑网状核的重要性, 比较了 DBS、1:0 CRS、3:2 CRS 三种刺激策略的优劣, 从能量消耗角度发现 3:2 CRS 的刺激电流最小, 是三种方法中最为可靠的控制策略. Ge 等 [294] 将癫痫控制问题看作闭环跟踪控制, 提出了基于神经网络的滑模反馈控制系统, 用驱动病理皮质区域的动态行为来跟踪所期望的正常背景活动.

丘脑网状核 (RE) 是丘脑抑制性作用的来源核团, 在皮质-丘脑和丘脑-皮质通路的信息交流中具有调控作用, 该作用对于注意力、认知等至关重要, 同时, 电生理实验表明, 丘脑网状核的障碍与感觉功能失常、睡眠障碍等密切相关. 皮质下丘脑在失神癫痫诱发和维持的过程中扮演起搏器的角色, 且丘脑网状核占有重要地位. 然而, 丘脑网状核本身的兴奋性及自抑制作用如何影响失神癫痫, 能否诱发多种癫痫类型之间的转迁行为, 还没有统一的动力学解释. 另外, 从动力学角度提出尽可能多样的刺激模式, 有助于打破患者选择局限性的僵局. 应用神经元集群模型寻找刺激策略和靶点目标是探究癫痫治疗模式的另一途径, 先前的工作已经证明外部脉冲输入可以诱导或抑制 SWD, 但直接固定了刺激的相关参数, 并未讨论刺激参数可能带来的影响 [56,60].

基于此, 本章将基于经典的皮质-丘脑环路, 采用 Taylor 模型, 从动力学角度系统地研究失神癫痫发作的机制. 研究内容主要围绕丘脑网状核的兴奋性水平、丘脑网状核的自突触连接以及丘脑网状核的混合调控对癫痫机制的影响展开. 此外, 在癫痫的控制方面, 本章将先后研究适合帕金森病治疗的振荡和振荡簇两种刺激模式对失神癫痫的调控效果, 并从刺激效果和电流消耗的角度, 对比传统的 DBS 单独或共同作用在丘脑网状核和中继核的调控情形. 研究内容可以帮助读者更深入地理解失神癫痫的发病机制, 并辅助临床治疗.

6.2　Taylor 模型方法

6.2.1　数学模型

神经元集群模型为探索癫痫的发作机制和抑制策略提供了可行路径, 已有的多数研究也从不同角度努力揭示可能的机制, 为我们提供了理解癫痫的新思路. 为了再现癫痫发作时的 EEG 特征, 观察丘脑网状核对于癫痫开启、终止等动力学演化作用, 应用 Taylor 模型描述包含棘慢波放电、强直阵挛性振荡等行为是一个合理的选择. 该模型是一个皮质-丘脑环路系统, 如图 6.1 所示, 涵盖了皮质和丘脑两大部分, 共四种神经元集群. 其中, 皮质由兴奋性锥体神经元集群 (PY) 和抑制性中间神经元集群 (IN) 构成, 丘脑中继核 (TC) 和丘脑网状核 (RE) 描述了丘脑部分. 含有蓝色箭头的线表示由谷氨酸调节的兴奋性作用, 红色箭头的线则表示由 GABA 调节的抑制性作用. 从宏观角度出发, PY 核团对自身具有兴奋作用, 同时与 IN 核团相连, 通过兴奋性作用使其活跃, 从而发挥 IN 核团对局部 PY 核团的仅有的抑制性作用, 达到兴奋-抑制平衡, 此外, PY 核团可使 TC 核团和 RE 核团兴奋. TC 核团是丘脑和皮质的连接核团, 接受了 PY 核团的兴奋性作用后, TC 核团对 PY 核团也有兴奋性投射, 同时对 RE 核团发挥兴奋性作用; RE 核团是抑制性核团, 主要由抑制性突触受体 GABA 介导, 不仅抑制 TC 核团, 还存在自突触的连接, 对自身具有抑制作用. 因此, 在 Taylor 模型的基础上, 分别对 RE 核团和 TC 核团加入刺激项 $u_1(t)$, $u_2(t)$, 相应的皮质-丘脑环路系统模型描述如下:

$$\dot{PY} = \tau_1(h_{py} - PY + k_1 f[PY] - k_2 f[IN] + k_3 f[TC]), \tag{6-1}$$

$$\dot{IN} = \tau_2(h_{in} - IN + k_4 f[PY]), \tag{6-2}$$

$$\dot{TC} = \tau_3(h_{tc} - TC + k_5 f[PY] - k_6 s[RE] + u_2(t)), \tag{6-3}$$

$$\dot{RE} = \tau_4(h_{re} - RE + k_7 f[PY] + k_8 s[TC] - k_9 s[RE] + u_1(t)), \tag{6-4}$$

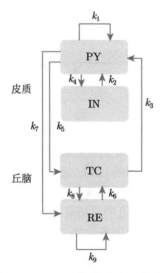

图 6.1 Taylor 皮质-丘脑环路系统

皮质由兴奋性锥体神经元集群 (PY) 和抑制性中间神经元集群 (IN) 组成, 丘脑由丘脑中继核 (TC) 和丘脑网状核 (RE) 组成, 含有蓝色箭头的线表示兴奋性作用, 由 Glutama 介导, 红色箭头的线表征 GABA 介导的抑制性作用

其中, PY, IN, TC, RE 分别代表四种核团, τ_1, τ_2, τ_3, τ_4 表示不同的时间尺度, h_{py}, h_{in}, h_{tc}, h_{re} 是每个核团各自的外部输入, 反映兴奋性水平, k_1, k_2, $\cdots$, k_9 表示神

经元集群间的突触强度, 此外, $f[\cdot]$、$s[\cdot]$ 是转迁函数, 以此模拟神经递质的传递速率, 具体形式如下:

$$f[x] = (1/(1 + \epsilon^{-x})), \tag{6-5}$$

$$s[y] = ay + b, \tag{6-6}$$

这里, $x = $ PY、IN、TC、$Y = $ TC、RE, ϵ 和 a 分别决定 $f[\cdot]$、$g[\cdot]$ 的转迁速率, b 是一个常数. 在本章中, 所有的参数都与文献 [56, 60, 67] 一致, 且大部分来自电生理实验, 具体的参数选取如表 6.1 所示.

表 6.1   主要模型参数的简要说明和取值

参数	说明	取值	参数	说明	取值
k_1	PY → PY	1.8	h_{in}	IN 外部输入	-3.4
k_2	IN → PY	1.5	h_{tc}	TC 外部输入	-2
k_3	TC→PY	1	h_{re}	RE 外部输入	变化
k_4	PY→IN	4	τ_1	PY 时间尺度	26
k_5	PY→TC	3	τ_2	IN 时间尺度	32.5
k_6	RE → TC	0.6	τ_3	TC 时间尺度	2.6
k_7	PY→RE	2.5	τ_4	RE 时间尺度	2.6
k_8	TC → RE	10.5	ϵ	转迁速率	250000
k_9	RE→RE	变化	a	转迁速率	2.8
h_{py}	PY 外部输入	-0.35	b	转迁截距	0.5

6.2.2   刺激模式

如何控制和治疗癫痫, 是医学界持续关注的问题, 目前常见的治疗手段包括抗癫痫药物治疗、手术治疗和神经调控疗法等. 其中, 抗癫痫药物通过抑制神经元的异常放电达到控制癫痫发作的目的, 效果显著, 短期内能有效防止癫痫反复发作, 但如果长期服用, 可能引起全身器官损伤等副作用. 手术治疗对于一些难治性癫痫有明显的效果, 但手术承担的风险和术后造成的脑部损伤使得这一疗法并非最优选择, 另外, 昂贵的手术费用给患者及其家庭造成了严重的经济压力. 神经调控疗法通常采用电、磁等干预技术达到满意的治疗效果, 近几年在神经疾病的治疗方面扮演着重要的角色. 特别地, DBS 作为一种微损伤的疗法, 主要通过调节刺激的频率和振幅达到不同的治疗效果, 已成为一种可靠的治疗方法 [295]. 帕金森病与癫痫同属于神经系统疾病, 在治疗方面可以相互借鉴. 对于治疗帕金森病有效的刺激模式, 延拓到癫痫是合理的. 接下来, 我们将分别介绍三种刺激模式, 其中, 前两种来源于帕金森病的治疗, 其治疗效果在理论和实验方面均得到证实 [275,296,297], 本章仅考虑将二者施加在 RE 核团; 第三种是传统的 DBS 刺激, 将同时作用在 RE 核团和 TC 核团, 并与施加在单个核团的情形进行比较.

第一种刺激模式名为振荡, 如图 6.2(a) 所示, $u_1(t)$ 是一个连续的函数, 由 21 个振幅为 1 的正弦波组成, 每一个正弦函数的频率在 $5 \sim 15\text{Hz}$ 内递增, 分别为 $f_1 = 5\text{Hz}, f_2 = 5.5\text{Hz}, \cdots, f_{21} = 15\text{Hz}$, 相位 φ_i 是 $(0, 1)$ 内的随机数, 正弦波之间的权重系数 A_i 满足均值为 μ, 方差为 σ 的高斯分布, 若 $u_1(t) < 0$, 则令 $u_1(t) = 0$, 此时, TC 核团不施加刺激, 故具体的数学形式如下:

$$u_1(t) = \sum_{i=1}^{21} A_i \sin(2\pi f_i t + \varphi_i), \tag{6-7}$$

$$u_2(t) = 0. \tag{6-8}$$

第二种刺激模式振荡簇, 如图 6.2(b) 所示, 我们应该指出, 这种模式是矩形

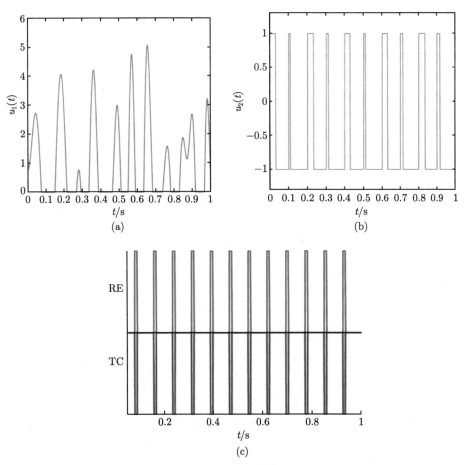

图 6.2 三种刺激模式

(a) 振荡即 $u_1(t) = 0$, 此时 $u_2(t) = 0$. (b) 振荡簇, 同样 $u_2(t) = 0$.

(c) 传统的 DBS 施加于 (RE, TC), $u_1(t) > 0$, $u_2(t) < 0$

脉冲波的改进形式, 刺激强度取决于 (a, g) 这组参数. 最初, 脉冲的振幅是 ± 1, a 是振幅的倍数, 而 g 是 y 轴方向的平移量, 换句话说, 在给定的参数 (a, g) 下, 目前的振幅是 $1 \times a + g$ 和 $(-1) \times a + g$, 注意到, 当 $g \neq 0$ 时, 振幅的大小不再关于 x 轴对称. 此外, 波的宽度和间歇期由高斯分布决定, 均值和标准差分别为 $\mu_1 = 30$, $\sigma_1 = 10$, $\mu_2 = 10$, $\sigma_2 = 30$.

　　第三种刺激是传统的 DBS 刺激, 最开始成功应用于帕金森病, 随后应用于癫痫, 在治疗方面取得了良好成效. 在本章, 我们将尝试同时刺激 RE 核团和 TC 核团, 从电荷累积的角度寻找最优的刺激策略. 一般地, DBS 的计算由如下形式表征:

$$u_{1,2}(t) = I \times H(\sin(2\pi t f)) \times (1 - H(\sin(2\pi(t + \delta)f))), \tag{6-9}$$

其中, H 是 Heaviside 函数, 满足 $H(x) = 1$, 若 $x > 0$; $H(x) = 0$, 若 $x \leqslant 0$. I, f, δ 是刺激的振幅、频率和宽度.

6.2.3　数值计算

　　在本章中, 所有的数值模拟在 MATLAB 编译环境下进行, 方程的求解采用标准的四阶龙格–库塔方法, 模拟时间窗口为 30s, 固定步长为 0.25ms. 时间序列图是对皮质各神经元集群的放电信号取平均值得到的模拟信号, 即 (PY+IN)/2. 为了描述系统趋于稳定后的真实状态, 选取的分析数据均去除前 5s 暂态. 当观察某一分岔参数的变化影响时, 截取 27s 后的信号, 提取模拟信号的最大值、最小值和快速傅里叶变换 (FFT) 后的主频率, 从而得到关于某一分岔参数的最值分岔图和主频演化图, 便于观察关键的分岔参数及系统的状态转迁情况. 为了更全面地分析系统的动力学行为, 在 XPP/XPPAUT 环境下给出了动力学分岔图, 便于理解分岔类型, 提供更多的动力学分析.

6.3　主要结果讨论

　　众所周知, RE 核团对 TC 核团有抑制作用, 而 TC 核团是皮质和丘脑的桥梁性通路, 如果抑制性作用发生异常, 神经系统可能陷入混乱, 从而引发神经系统疾病. 因此, RE 核团引起了越来越多学者的重视, 研究结果逐步成熟. 例如, Hu 等 [298] 基于基底神经节-丘脑-皮质系统证明了通过调节 RE 核团的水平, 癫痫状态可向背景状态过渡, 从理论角度指出该核团是潜在的深部脑刺激的靶向目标. Wang 等 [67] 在耦合的皮质-丘脑系统中探究了 RE 核团的活性如何诱导癫痫发作, 再次证实了 RE 核团的重要性.

6.3.1 动态输入调控

为了更为广泛地确定 RE 核团对癫痫调控影响的可能潜在机制, 首先, 我们选取 RE 核团的外部输入作为分岔参数, 如图 6.3 所示. 当固定 $k_9 = 0.2$ 时, 分岔参数 h_{re} 在区间 $(-7, 0)$ 内逐步增大, 我们可以看到丰富的动力学转迁现象. 由图 6.3 的上平面可观察到, 系统由最初的 (IV) 高饱和放电过渡到临床上低频高幅的慢波振荡, 即 (V) 阵挛性癫痫发作; 随着 h_{re} 增加, 癫痫典型的 (I) SWD 出现, 也就是失神癫痫发作; 伴随 h_{re} 继续增大, 系统成功由 SWD 转迁到 (II) 低饱和放电, 恢复为背景状态; 对应于较大的 h_{re}, (III) 强直性振荡出现, 临床上表现为高频低幅的神经元快速放电活动, 各自对应的波形如图 6.4 所示. 外部输入 h_{re} 的增加, 意味着 RE 核团的抑制性作用减弱, TC 核团的兴奋性作用增强, 导致皮质各神经元集群经历饱和放电、棘慢波放电和周期性放电之间的转迁. 因此, 丘脑网状核的活性可以诱导自发癫痫状态出现, 甚至使得不同癫痫样振荡相互转变. 此外, 图 6.4 的右侧面板展示了 EEG 记录的临床癫痫样放电波形, 包括饱和放电、阵挛性放电、SWD 和强直性放电, 我们的模拟信号与之近似, 印证了 Taylor 模型的有效性及合理性. 特别地, 从图 6.3 下平面的主频图可以直观地发现, SWD 的频率在 3Hz 左右, 这一结果与临床上失神癫痫发作的频率在 2~4Hz 的事实一致. 在区分状态的模拟过程中, 当 (PY+IN)/2 的最值相差小于 0.01 时, 我们认为系统处于饱和的背景态.

在某些系统中, 多个吸引子可以共存, 这样的多稳态系统可以表现出丰富的活动形式, 系统最终所处的吸引域取决于初始状态; 此外, 随着某一参数的影响, 吸引域之间可以发生 "碰撞", 使得系统从一个吸引域 "跳到" 另一个吸引域. 深入分析系统的分岔机制有助于我们深层次理解隐匿的动力学行为, 阐释相应的动力学机制, 更为全面地掌握关键参数诱导的转迁行为. 为此, 我们绘制了图 6.3 对应的动力学分岔图, 如图 6.5 所示, 红色实线表示稳定不动点, 黑色实线表示不稳定不动点, 且蓝色空心圆是稳定极限环, 黄色空心圆是不稳定极限环, 绿色和紫色实心圆则表征分岔点, 分别对应极限环分岔 (LPC) 和霍普夫分岔 (HB). 通过对比图 6.3 和图 6.5 可知, 对于较小的 h_{re}, 如 $h_{re} < -6.135$, 系统只有一个稳定的焦点, 因此系统处于高饱和的背景状态; 当 h_{re} 在 $(-6.135, -5.841)$ 内变化时, 系统远离稳定不动点的吸引域, 收敛到稳定极限环上, 呈现阵挛性放电状态, 这是因为在 $h_{re} = -6.135$ 时, 系统经过第一个极限环分岔点 (LPC1) 分别形成了稳定和不稳定极限环, 此时稳定焦点和稳定极限环共存, 该区域为双稳区域, 如图中第一个灰色虚线所围区域; 继续增大 h_{re} 到 $(-5.841, -5.025)$, 典型的棘慢波放电出现, 在这两个点处, 系统先后经历了第一、二个霍普夫分岔点 (HB1、HB2), 不稳定的极限环消失后又出现, 在 HB1 处, 稳定的焦点失稳; 当 h_{re} 越过 HB2 处于

$(-5.025, -4.509)$, 新的不稳定极限环出现, 不稳定焦点的稳定性再次发生变化, 第二个双稳区域出现, 即第二个灰色虚线所围区域; 当 $h_{\mathrm{re}} = -4.509$ 时, 两个极限环经由第二个极限环分岔点 (LPC2) 合二为一, 这时在区间 $(-4.509, -3.389)$ 内只存在一个稳定的焦点, 系统自然收敛到该焦点, SWD 向低饱和状态转迁; 随着 h_{re} 增加到 -3.389, 超临界霍普夫分岔行为出现 (HB3), 稳定焦点再次失稳, 稳定极限环出现, 系统转迁到了强直性振荡, 且在模拟窗口内持续这一状态. 双稳态区域的出现, 暗示描述系统的动力学模型存在明确的分界流形, 系统中某一个关键参数的变化允许状态空间变量穿越流形, 从而完成两种稳定状态之间的跃迁.

　　丘脑网状核所投射的抑制性作用, 可以调节其他核团的兴奋性, 诸如丘脑中继核, 避免过度兴奋引起异常放电. 正如上面所述, RE 核团的动态输入, 确实会影响该核团的活性, 进而导致失神癫痫的发作与终止, 且诱导出其他类型癫痫之间的转迁运动, 而外部动态输入也可看作扰动脉冲, 这在临床上也许是控制癫痫的一个全新思路.

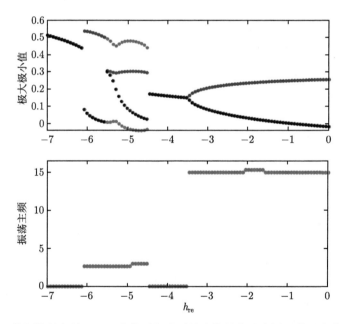

图 6.3　RE 核团的外部输入 h_{re} 变化引起皮质放电的最值分岔图及其对应的主频演化图

随着 h_{re} 的变化, 系统经历了五个状态, 分别是 (IV) 高饱和放电, (V) 阵挛性振荡, (I) 棘慢波放电, (I) 低饱和放电和 (III) 强直性振荡, 其中 (I) 棘慢波放电和 (V) 阵挛性振荡频率在 3Hz 左右, 而 (III) 强直性振荡的频率高达 15Hz, 此时 $k_9 = 0.2$

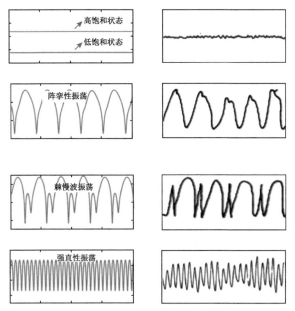

图 6.4 左边一列对应于图 6.3 中不同放电状态下 (PY+IN)/2 的时间序列图

依次为蓝色：高饱和状态, $(h_{re}, k_9) = (-6.5, 0.2)$, 红色：低饱和状态, $(h_{re}, k_9) = (-4, 0.2)$; 阵挛性振荡, $(h_{re}, k_9) = (-6, 0.2)$; 棘慢波振荡, $(h_{re}, k_9) = (-5, 0.2)$; 强直性振荡, $(h_{re}, k_9) = (-2, 0.2)$.

右边一列黑色的为临床 EEG 记录, 改自文献 [299]

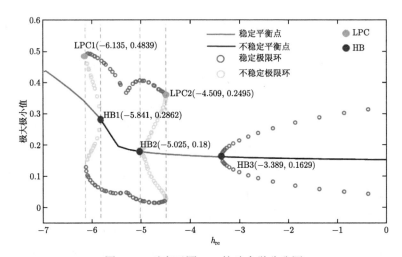

图 6.5 对应于图 6.3 的动力学分岔图

红色实线表示稳定平衡点, 黑色实线表示不稳定平衡点, 且蓝色空心圆是稳定极限环, 黄色空心圆是不稳定极限环, 绿色和黄色实心圆表征分岔点, 分别对应极限环分岔 (LPC) 和霍普夫分岔 (HB),

灰色虚线所围区域是双稳区域, 此时 $k_9 = 0.2$

6.3.2　自抑制作用调控

在 6.3.1 节中, 我们考虑了外部动态输入引起丘脑网状核活性的改变对癫痫的影响, 此外, 由 GABA 调节的自抑制作用也会改变丘脑网状核的活性, 也许在平衡神经元兴奋性、振荡等过程中发挥作用, 本节我们将详细探讨自抑制作用的具体情形.

自突触连接在皮质中发挥着不可替代的作用, 这种特殊的突触结构首先被发现于猫视觉皮质内的兴奋性锥体神经元, 随之, 越来越多的研究在多个神经元中指出这一结构 [300-302]. 例如, 文献 [303] 验证了自突触抑制以高度非线性的方式控制簇放电的产生, 调节神经元的放电行为, 强调了其在功能意义上的重要性; 2018 年, Fan 等 [66] 在基底神经节-皮质-丘脑 (BGCT) 网络中加入了丘脑底核 (STN) 的自兴奋作用, 证实了其对于失神癫痫的调节作用, 并对其施加多种刺激形式. 基于前辈们的不断探究, 不论兴奋性的自突触连接, 抑或抑制性的自突触连接, 其在神经元活动的调节功能上均有体现. 然而, 鉴于 Taylor 等所提出的皮质-丘脑网络模型, 丘脑网状核的自抑制作用还没有被全面研究, 这也许能为癫痫的发作传播机制或治疗提供深刻见解.

受此启发, 我们接下来探讨 RE 的自抑制作用对癫痫的影响. 当固定参数 $h_{re} = -5$ 时, 图 6.6 描述了 RE 核团的自抑制作用 k_9 在区间 $(0,1)$ 变化引起皮质放电的最值分岔图及其对应的主频演化图. 在分岔参数的变化下, 系统先后呈现了包括 (I) 棘慢波放电、(V) 阵挛性振荡和 (IV) 高饱和放电的三种放电行为. 由上平面的分岔图知, 当自抑制强度较小时, 即 $k_9 < 0.54$, 皮质处于 (I) 棘慢波放电状态, 此时丘脑网状核的活性较低, 无法抑制皮质的兴奋性, 使得皮质处于过度兴奋的状态; 随着 k_9 的增大, 棘波消失, 转化为与之频率接近的简单 (V) 阵挛性振荡, 失神癫痫变成阵挛性发作; 继续增大 k_9, 系统过渡到 (IV) 高饱和的背景状态, 这意味着 RE 核团的抑制作用充分发挥, 间接影响了皮质的兴奋性, 神经元达到兴奋-抑制平衡, 大脑恢复到了正常的工作状态. 同样, 图 6.6 下平面的主频图说明了各状态的频率变化, 与生理观察到的 EEG 记录几乎一致.

基于此, 图 6.6 所对应的动力学分岔图展示在图 6.7 中, 辅助我们对上述的转迁过程有更周详的剖析, 其中标记符号与图 6.5 一致. 当自抑制作用 k_9 较弱, 即 $k_9 \in (0, 0.2324)$ 时, 系统包含三个解, 分别是稳定的焦点、稳定和不稳定极限环, 故该区域是一个双稳态区域 (灰色虚线所围区域 1), 随时间的演化, 系统最终处于极限环的吸引域中, 因此呈现周期运动; 当 k_9 在 0.2324 处越过第一个霍普夫分岔点 (HB1) 时, 不稳定的极限环消失, 稳定焦点失稳, 此时稳定的吸引域只剩一个, 系统毫无选择地做周期运动, 先后经历 SWD 和阵挛性振荡; 尽管第二个霍普夫分岔点 (HB2) 处形成了一个不稳定极限环, 不稳定焦点改变了稳定性, 出现第二个

双稳区域 $(0.6657, 0.7095)$(灰色虚线所围区域 2), 但是系统的初始值仍然靠近极限环的吸引域, 故而系统呈现阵挛性振荡; 最后, 系统在 $k_9 = 0.7095$ 经历了极限环分岔 (LPC), 两个极限环合二为一, 从稳定的极限环和不动点组成的双稳态区域变成单稳态的高饱和区域, 完成再次转迁. 值得注意的是, 系统处于双稳区域时的最终状态取决于初始时所接近的稳定吸引域, 且系统最终总会进入稳定的吸引域而远离不稳定吸引域. 经过前述分析, 我们从动力学角度捕捉到了失神-阵挛癫痫这一转迁过程, 证实了 RE 核团自抑制作用在失神癫痫产生和转迁中有着不可小觑的功能.

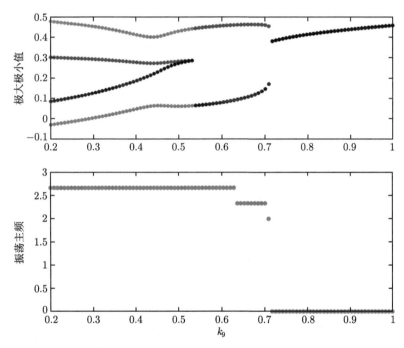

图 6.6　RE 核团的自抑制作用 k_9 变化引起皮质放电的最值分岔图及其对应的主频演化图

随着 k_9 的变化, 系统经历了三个状态, 分别是 (I) 棘慢波放电、(V) 阵挛性振荡和 (IV) 高饱和放电, 其中 (I) 棘慢波放电和 (V) 阵挛性振荡频率在 3Hz 左右, 此时 $h_{re} = -5$

　　总而言之, 丘脑网状核的外部动态输入和自抑制作用在上述皮质-丘脑的网络模型中起到了一定的调控作用, 这也再次阐释了丘脑作为失神癫痫起搏器的功效. 从生理角度上, 丘脑网状核的匮乏抑制和过度抑制均会通过丘脑中继核间接打破皮质内的兴奋-平衡机制, 从而引起癫痫发作. 然而, 外部动态输入和自抑制作用的混合调控效果如何, 将在 6.3.3 节中研究.

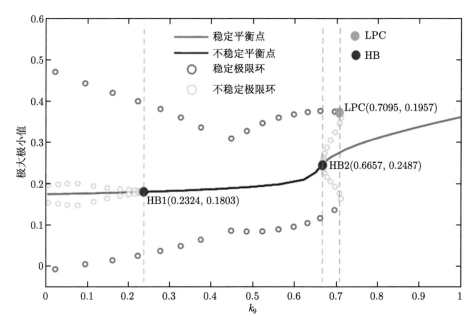

图 6.7　对应于图 6.6 的动力学分岔图

红色实线表示稳定平衡点, 黑色实线表示不稳定平衡点, 且蓝色空心圆是稳定极限环, 黄色空心圆是不稳定极限
环, 绿色和黄色实心圆表征分岔点, 分别对应极限环分岔 (LPC) 和霍普夫分岔 (HB),

灰色虚线所围区域是双稳区域, 此时 $h_{re} = -5$

6.3.3　混合调控

6.3.2 节分别探讨了丘脑网状核的外部动态输入和自抑制作用对癫痫的调控机制, 本节将讨论二者如何共同调控癫痫的开启和终止.

为了更为全面地探索外部动态输入 h_{re} 和自抑制作用 k_9 在平面 $(-7,0) \times (0.2,1)$ 同时变化对 SWD 振荡及其转迁动力学机制的影响, 我们在图 6.8 绘制了系统的状态区域分布图和主频演化图, 其中包含五种放电模式: (I) SWD(2~4Hz), (II) 低饱和状态及 (IV) 高饱和状态, (III) 强直性振荡的频率约为 15Hz, (V) 阵挛性振荡 (2~4Hz).

我们可以从图 6.8 直观地发现, 当外部动态输入 h_{re} 较小时, 无论自抑制作用的强度如何, 系统一直处于高饱和的状态, 这意味着 RE 核团并未被激活, 无法对其他神经元集群形成明显的抑制作用; 当 $-6 < h_{re} < -4.5$ 时, RE 核团逐步被激活, 自抑制作用的增加可能会诱导两种转迁路径: 阵挛性振荡 → 高饱和放电及 SWD → 阵挛性振荡 → 高饱和放电, 这说明在 RE 核团的一定兴奋性范围内, 其自抑制作用确实能够有效抑制阵挛性发作或失神发作; 继续增大 h_{re} 使得 $h_{re} > -4.5$ 且 $h_{re} < -3.5$, 系统在大部分范围内将保持原有的 (II) 低饱和状态,

k_9 没有明显的影响, 但存在小部分区域如 $-4.5 < h_{\mathrm{re}} < -4.2$, k_9 反而诱导出了 SWD; 持续增大 $h_{\mathrm{re}} > -3.5$, 对于较小的自抑制强度, (III) 强直性振荡占主导, 逐步提高自抑制强度后, 只有部分强直性振荡被抑制, 绝大部分区域仍保持原状. 固定 k_9 处于任意值且不考虑其大小时, 外部动态输入 h_{re} 的调控都是双向的, 换句话说, 当系统处于 SWD 状态时, 既可以通过减小 h_{re} 使其转迁到饱和状态, 也可以通过增大 h_{re} 控制 SWD, 但过度的外部输入也会诱导强直性振荡.

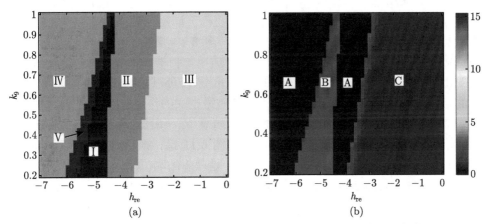

图 6.8　丘脑网状核的外部动态输入 h_{re} 和自抑制作用 k_9 变化引起的
皮质平均动力学区域图和主频图

(I)SWD 和 (V) 阵挛性振荡属于低频振荡 (B), (II) 低饱和状态和 (IV) 高饱和状态的频率为 0,

此外, (III) 强直性振荡属于高频振荡 (C)

　　基于数值模拟的研究, 我们发现, 丘脑网状核被激活后, 其自抑制作用对失神癫痫和阵挛癫痫有明显的调控功效, 但对于强直癫痫的控制稍有逊色. 当然, 丘脑网状核处于过低或过高兴奋时, 将维持某种放电活动模式而不发生任何变化. 这说明网状核的活性过低或过高时, 其对接收到的来自其他核团的信息都不能有效整合, 从而皮质网络会出现异常的放电行为. 另外, 外部动态输入具有双向控制机制, 可以通过双向的转迁过程使得失神癫痫恢复常态. 因此, 通过详细的探究, 网状核的混合调控机制, 确实显著地抑制了癫痫发作, 映现了多样的控制方式, 这也许可以为癫痫的双向治疗提供新的指导.

6.3.4 振荡调控

　　接下来, 我们考虑在刺激模式振荡下系统的动力学行为. 图 6.9 列举了几个该刺激模式诱导的转迁行为, 其中, 红色箭头表示 $t = 10\mathrm{s}$ 时开始向 RE 核团施加刺激. 如图 6.9(a) 所示, 初始时, 系统处于高饱和的背景状态, 选择波

的权重系数 A_i 满足 $(\mu, \sigma) = (0.8, 0.4)$ 的高斯分布后, 系统受到刺激扰动, 由原来的不动点吸引域跃迁到极限环吸引域, 诱导出了高频低幅的强直性振荡, 这说明该刺激可以诱导癫痫; 同样, 振荡还可以诱导不同类型癫痫之间的过渡, 如图 6.9(b) 所示, 本身处于低频高幅的阵挛性发作在权重系数 A_i 满足 $(\mu, \sigma) = (0, 0.7)$ 的刺激下变成了典型的失神发作, 此时, 振荡与外部动态输入 $h_{re} \approx -6.6$ 的作用相近, 见图 6.3. 另外, 任意的刺激模式, 其刺激的强度、频率、持续时间都会对控制结果产生差异. 本节将 21 个正弦波权重系数 A_i 服从的高斯分布均值 μ 和方差 σ 作为参数变化, 即考虑随机但满足一定条件的刺激强度如何影响初始状态为棘慢波放电时系统的行为. 图 6.10 描绘了在二维参数平面区域 $(\mu, \sigma) \in [0, 0.6] \times [0, 1]$, 失神癫痫的 SWD 放电如何被刺激模式振荡控制及频率的变化. 从图 6.10(a) 发现, 在振荡的刺激下, 系统可以呈现三种不同的状态. 具体的, 当 μ、σ 足够小时, 即区域 I, 这时该刺激模式的作用并不明显, 即系统仍然处于 2~4Hz 棘慢波放电状态 (图 6.11(a)); 随着 μ, σ 增加, 系统发生了转迁行为, 由初始的 SWD 过渡到了低饱和放电状态 (图 6.11(b)), 换句话说, SWD 在区域 II 被有效控制, 消除了失神癫痫, 此时 (μ, σ) 是理想的取值区域; 继续增大 μ 和 σ, 区域 III 出现了临床上表现为肌肉持续收缩紧张且频率高达 15Hz 的强直性振荡 (图 6.11(c)), 这意味着过分刺激加重了癫痫发作. 图 6.10(a) 还体现了均值 μ 和方差 σ 的 "分工", 当 μ 小于 0.1 时, 控制效果由 σ 主导, 随着 σ 的变化, 由最初的刺激效果不明显到 SWD 可以被抑制, 呈现了两种刺激效应; 当 $0.1 < \mu < 0.3$ 或 $\mu > 0.3$ 时, μ 起关键性作用, 此时 σ 的影响可以忽略, 即 σ 的变化不会引起刺激结果的改变.

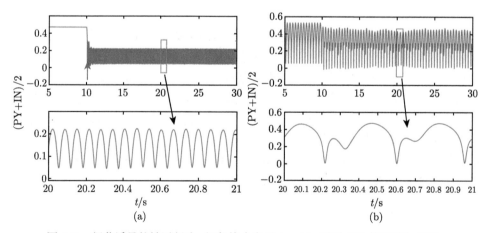

图 6.9　振荡诱导的转迁行为, 红色箭头表示 $t = 10s$ 时对 RE 核团施加刺激

(a) 高饱和背景态 $\rightarrow$ 强直性振荡, $(h_{re}, k_9) = (-6.5, 0.2)$, $(\mu, \sigma) = (0.8, 0.4)$. (b) 阵挛性振荡 $\rightarrow$ 棘慢波放电, $(h_{re}, k_9) = (-6, 0.2)$, $(\mu, \sigma) = (0, 0.7)$

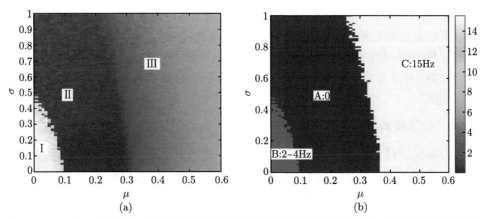

图 6.10 对 RE 核团施加振荡后棘慢波控制效果的状态区域图和主频图, 初始时系统处于棘慢波放电状态, $(h_{re}, k_9) = (-5, 0.2)$

图 (a) 中的黄色区域 (I) 是 $2 \sim 4\text{Hz}$ 的 SWD, 浅蓝色区域 (III) 是大约 15Hz 的强直性振荡, 蓝色区域 (II) 是低饱和背景态, 该区域表示 SWD 被有效控制, 当 μ 小于 0.1 时, 控制效果由 σ 主导, 当 $0.1 < \mu < 0.3$ 或 $\mu > 0.3$ 时, μ 起关键性作用, 此时 σ 的影响可以忽略

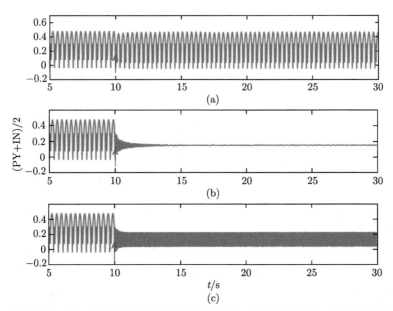

图 6.11 对应于图 6.10 中不同放电状态下 $(\text{PY}+\text{IN})/2$ 的时间序列图, 红色箭头表示 $t = 10\text{s}$ 时对 RE 核团施加刺激

其中图 (a) 表示刺激的作用不明显, 参数取值为 $(\mu, \sigma) = (0.03, 0.19)$, 图 (b) 表示刺激是有效的, $(\mu, \sigma) = (0.2, 0.6)$. 图 (c) 表示过度刺激, $(\mu, \sigma) = (0.5, 0.6)$

　　总之, 刺激模式 oscillatory 的刺激强度对 SWD 的控制有很大影响, 甚小的强度无明显控制作用, 过分的刺激则可能使患者转为另一病态, 因此, 寻找对于个体患者相适的刺激强度是我们消除失神癫痫的关键步骤. 适宜的参数取值区域及变化趋势, 可以为临床治疗提供理论依据, 有利于择优选取刺激参数, 达到最优的治疗效果.

6.3.5　振荡簇调控

　　振荡簇这种刺激模式非常有趣, 图 6.12 展示了其部分诱导的转迁过程, 涵括了振荡族有效控制癫痫 (图 6.12(a)) 和从背景态诱导癫痫 (图 6.12(b)) 两种, 当然, 这种刺激模式还可引起各病态之间的转变等, 如阵挛性振荡到强直性振荡等.

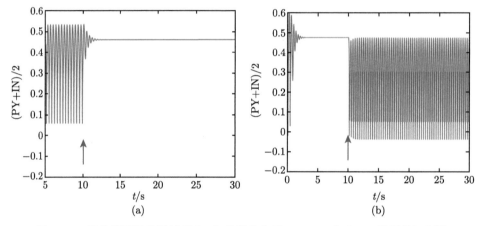

图 6.12　振荡簇诱导的转迁行为, 红色箭头表示 $t = 10$s 时对 RE 核团施加刺激

(a) 阵挛性振荡 → 高饱和状态, $(h_{re}, k_9) = (-6, 0.2)$, $(a, g) = (0.04, -0.4)$.

(b) 高饱和状态 → 棘慢波放电, $(h_{re}, k_9) = (-6.5, 0.2)$, $(a, g) = (1.3, 0.4)$

　　同样地, 我们更关注振荡簇在 (a, g) 的刺激强度参数平面内对棘慢波的作用效果. 图 6.13(a) 呈现了五种状态: (I) SWD、(II) 低饱和放电、(III) 强直性振荡、(IV) 高饱和放电和 (V) 阵挛性振荡. 类似地, 当我们将 (a, g) 固定在浅蓝色区域 (II) 时, SWD 消失, 转变成了低饱和的背景态, 此时的干扰刺激成功辅助系统从极限环的吸引域跃迁到稳定不动点的吸引域, 这说明失神癫痫已被控制; 进一步地, 振荡簇较振荡展示了更丰富的刺激效果, 即存在稳定的高饱和区域 (IV), 在刺激强度适宜的前提下, SWD 同时可以转变为高饱和背景态, 为控制棘慢波放电提供了另一种可能性, 近乎双向调控; 但同时增加 a 和 g, 吸引域的形状发生变化, 比失神癫痫更糟糕的强直阵挛癫痫发生; 当然, 在这种刺激模式下, 也存在刺激效果欠佳的区域, 失神癫痫仍然存在, 系统的运动轨迹仍是极限环, 即蓝色区

域 (I).

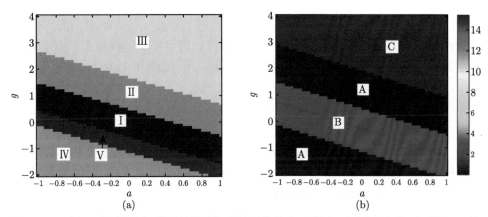

图 6.13 对 RE 核团施加振荡后棘慢波控制效果的状态区域图和主频图, 初始时系统处于棘慢波放电, $(h_{\mathrm{re}}, k_9) = (-5, 0.2)$

(I) SWD, (II) 低饱和放电, (III) 强直性振荡, (IV) 高饱和放电和 (V) 阵挛性振荡; (A) 0Hz, (B) 低频振荡,
(C) 高频振荡

简而言之, 刺激模式振荡簇表现了更为丰富的转迁过程, 同时可以回归到高饱和的背景态, 为控制失神癫痫提供了另一种途径, 但也可以指向阵挛性癫痫发作, 这无疑会增加患者的痛苦, 对于资源也是一种浪费, 为此, 选取合适的刺激强度与刺激模式同样要紧.

6.3.6 传统 DBS 调控

DBS 是治疗神经系统疾病的一种可行性疗法, 主要通过电极植入的方式, 借助脉冲发生器刺激患者大脑的某些神经集群, 从而修正患者原本异常的大脑环路, 使其恢复到正常的放电活动状态. 自 1954 年, DBS 通过刺激大脑基底核团的尾状核, 成功治愈一名同时患有抑郁症的帕金森病患者, 随后逐步发展, 很大程度上提高了治愈率, 取代了部分传统的药物和手术治疗. 不可否认, DBS 多年来的发展取得了显著进步, 但包括如何调控癫痫的内在机制等细节并不是完全清晰, 还有待学者们全方位的探究. DBS 的效应受到刺激参数的强烈影响, 包括刺激强度、频率和持续时长等, 针对不同的患者和靶点目标, 这些参数各有所异.

基于单个靶点目标, 本节进一步讨论传统 DBS 的组合刺激模式, 结合能量消耗和电流累积效应, 尽可能减少治疗过程中对患者的电荷输入. 为了优于观察 SWD 的消除效果, 我们将参数平面 (h_{re}, k_9) 划分为方便计数的网格点. 首先, 我们提出两个量化指标. 其一是棘慢波的减少率, 由式 (6-10) 表示:

$$\lambda = \frac{N_0 - N_1}{N_0}, \tag{6-10}$$

N_0 是参数平面 (h_{re}, k_9) 内不含外界刺激扰动时初始发生 SWD 对应的网格点个数, N_1 则表征在 DBS 作用后平面 (h_{re}, k_9) 内出现 SWD 的网格点个数. 其三是单位能量效率, 该指标用于考量电荷累积的程度, 形如式 (6-11):

$$\eta = \frac{\lambda}{|I_{\mathrm{re}} + I_{\mathrm{tc}}|}, \tag{6-11}$$

这里, λ 代表棘慢波的减少率, I_{re} 和 I_{tc} 分别指施加在 RE 核团和 TC 核团的刺激振幅, 如果 $|I_{\mathrm{re}} + I_{\mathrm{tc}}| = 0$, 令 $\eta = 1$, 表示最高单位能量效率, 从能量消耗和电荷累积的角度认为, 该情形对患者伤害最小.

文献 [304] 修改了先前的 BG-CT 模型, 提出了简化的皮质-丘脑模型 (CT), 不仅发现神经刺激可以驱使神经元的平均放电率远离或进入触发 SWD 放电率所围的区域, 即示意抑制或诱导失神癫痫, 还证明了向 (RE,TC,PY) 施加刺激符号为 $(+, -, -)$ 的模式是最有效的刺激方式. 基于此, 我们首先考虑靶点目标是单个神经元集群的情形, 即单独向 RE 核团或 TC 核团施加正刺激或负刺激, $(I_{\mathrm{re}}, I_{\mathrm{tc}}) = (5, 0)$, $(I_{\mathrm{re}}, I_{\mathrm{tc}}) = (0, -5)$. 从图 6.14(a) 看出, 当 $(I_{\mathrm{re}}, I_{\mathrm{tc}}) = (5, 0)$ 时, 超过 20% 的 SWD 被有效控制, 再次验证了 DBS 的可行性, 但相对应的单位能量效率是最低的, 意味着电荷累积的程度最大, 对患者可能造成潜在的伤害; 对于 $(I_{\mathrm{re}}, I_{\mathrm{tc}}) = (0, -5)$, 虽然 SWD 的减少率接近 60%, 超过一半的 SWD 被控制, 但是单位能

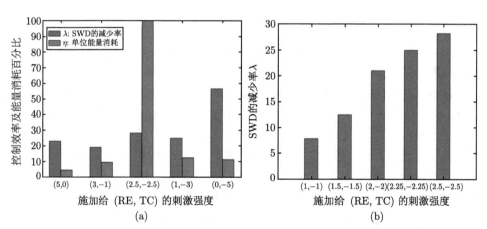

图 6.14　对 RE 核团和 TC 核团施加 DBS 刺激的控制效果, $f = 130\mathrm{Hz}, \delta = 0.001$

(a) 两个指标随着 $(I_{\mathrm{re}}, I_{\mathrm{tc}})$ 的变化情况, 其中 λ: 棘慢波的减少率, η: 单位能量效率.

(b) 当 $\eta = 1$ 时, λ 随着 $(I_{\mathrm{re}}, I_{\mathrm{tc}})$ 的变化情况

量效率并没有达到最值. 从安全角度出发, 为了给患者造成的副作用最小化, 我们提出同时对 RE 核团和 TC 核团施加相应符号的扰动, 例如 $(I_{re}, I_{tc}) = (3, -1)$, $(I_{re}, I_{tc}) = (2.5, -2.5)$, $(I_{re}, I_{tc}) = (1, -3)$. 图 6.14(a) 明显地说明同时刺激时的减少率 λ 不亚于单独刺激, 而且拥有适中的单位能量效率 η. 事实上, 如若保持 $|I_{re} + I_{tc}| = 0$, 接近 30% 的 SWD 可以被有效控制, 同时具有最高的单位能量效率. 伴随 I_{re} 的增加, 且满足 $|I_{re} + I_{tc}| \leqslant 5$, 图 6.14(b) 显示减少率有了明显提升. 因此, 在本节的论述内, $(I_{re}, I_{tc}) = (2.5, -2.5)$ 这一组合模式保证患者伤害最小的同时, 可以达到最强的控制功效.

6.4 本 章 小 结

本章基于 Taylor 模型, 着重探讨了丘脑网状核对皮质放电活动模式的影响及其调控机制. 首先, 我们给出了外部动态输入的功能机制, 从动力学角度解释了癫痫发作机制. 外部动态输入决定了丘脑网状核的兴奋水平, 结果显示, 过低或过高的兴奋水平对于系统的作用并不明显, 适当的兴奋水平可以诱导转迁行为. 动态输入的变化涵盖了三种不同的癫痫类型, 分别是失神癫痫、强直癫痫和阵挛癫痫, 对应的动力学机制分析清晰地展现了极限环分岔和霍普夫分岔所引起的动力学行为变化, 形成了多个双稳态区域. 其次, 自突触连接的机制分析有效呈现了丘脑的自身作用对皮质放电活动的影响情况. 丘脑的抑制性作用可以引起皮质兴奋性的改变, 从而达到抑制失神癫痫的目的, 同样, 处于双稳态区域时系统的活动方式取决于所处的相对临界吸引域位置, 吸引域之间的跳跃, 实现了状态之间的转迁活动. 最后, 我们研究了丘脑网状核的混合调控机制, 反映了被喻为丘脑闸门的丘脑网状核的整体功能. 具体地说, 自抑制作用对失神癫痫和阵挛癫痫有着明显的调控作用, 但对于强直癫痫的控制效果不及前者, 外部动态输入的双向调控为理解癫痫的发作机制及治疗展示了新的视野. 事实上, 丘脑网状核不仅维持了产生于皮质的棘慢波振荡, 而且可以诱导饱和放电状态向棘慢波放电转变, 这说明网状核确实可以诱导失神癫痫的产生. 此外, 也可以引起棘慢波放电向阵挛性或强直性放电过渡, 最终恢复到低饱和状态, 这体现了网状核的控制效应.

另外, 本章考虑了对失神癫痫产生控制效果的外部电刺激模式. 首先, 证明了振荡和振荡簇的适用性, 采用热图的方式呈现了多样的刺激结果, 描述了大致的分布状况及走势. 不可否认, 在合适的刺激强度下, 这两种刺激实现了对失神癫痫的控制, 尽管如此, 影响控制效果的关键因素——刺激强度的选取至关重要, 强度微弱时, 大脑保持原有的病态放电模式, 刺激的施加无济于事, 一旦强度过大, 强直和阵挛癫痫就会出现, 这都将有悖我们的初衷. 接着, 给出了这两种刺激所适用的最佳刺激强度范围, 在这些区域内, 失神癫痫得到有效控制, 大脑放电恢复到正

常的活动状态, 短暂的意识缺失得到缓解. 最后, 先后对比了传统的 DBS 单独或共同作用在 (RE, TC) 上的效果, 临床上可以通过单电极多通道或多电极的形式实现同时刺激的策略模式, 结果表明, 同时刺激的模式更胜一筹, 且能量和电流累积的观点认为, 如果保持强度选取满足 $|I_{\mathrm{re}} + I_{\mathrm{tc}}| = 0$, 毋庸置疑降低了患者的伤害度, 是一举多得的方法.

第 7 章　神经场耦合网络的癫痫建模与传播分析

癫痫是一种由神经系统紊乱引起的慢性疾病, 患者人数逐年增加. 电生理实验及人类脑电图均有力地证明了癫痫发作包含特定的空间成分, 因此, 研究癫痫在空间中的传播有助于进一步理解这一特征. 本章基于皮质-丘脑耦合网络模型, 研究癫痫的发作和传播效应. 首先, 建立双向耦合的皮质-丘脑模型, 基于动力学分岔理论, 探讨丘脑网状核的自突触连接对癫痫的影响. 研究发现, 耦合强度的增加可以促进由自抑制作用调节的失神发作. 其次, 基于 3-室的皮质-丘脑模型, 先后探讨了兴奋性和抑制性耦合的主导作用. 结果表明, 兴奋性耦合作用不仅可以诱导失神癫痫发作, 而且可以将 1-室的发作状态传入其他正常腔室. 不同的是, 抑制性耦合仅增加发作腔室的棘波数目, 并未引起正常腔室癫痫发作. 最后, 利用 10-室模型验证以上结论的鲁棒性, 结果显示, 腔室数目不会影响耦合作用在失神发作中的传播. 研究结果为癫痫的产生和传播过程提供了新的见解.

7.1　引　　言

神经元的异常放电, 体现为皮质-丘脑的异常振荡行为, 其发作和传播多与海马体有关, 常发于儿童的失神发作、高频低幅的强直发作、低频高幅的阵挛发作均属于全面性癫痫, 发作时常常伴有意识障碍和行动迟缓 [305]. 图 7.1 展示了相关的 EEG 放电模式 [13]. 与失神癫痫不同, 强直或阵挛发作常表现于肌肉收缩和身体僵硬 [141], 对应的 EEG 是简单的周期振荡, 具有各自不同的周期和振幅. 1952 年, 神经动力学作为一个全新的研究领域, 通过神经元模型开启了独特的发展历程, 从微观角度描述了单个神经元的放电行为和活动机制 [128,132,135,136,306]. 然而, 人类的运动、认知等功能活动大多来自大脑皮质和人体其他系统的神经元集群行为, 因此, 结合非线性动力学, 通过神经元的集群行为描述皮质活动是可行的途径. 神经元集群模型就是将具有同种性质的神经元看作整体, 用一个微分方程描述该集群的放电活动, 由多个不同类型的神经元集群组成的微分方程组刻画某一特定的生理活动, 近些年科学家们已经提出了很多神经元集群模型, 不同程度地揭示了有关的生理现象 [56,138,139,146].

Taylor 等学者构建的皮质-丘脑环路系统, 即俗称的 Taylor 模型, 如图 7.2(a) 所示, 该模型描述了皮质 (锥体神经元 (PY) 和中间神经元 (IN)) 和丘脑 (丘脑中继核 (TC) 和丘脑网状核 (RE)) 之间的相互作用, 重现了临床上的棘慢波放电形式. 基于这个模型, 学者们陆续研究了神经元及它们之间突触权重对于棘慢波产生和传播机制的影响, 单点刺激等不同刺激策略对于 SWD 的控制机制 [56,57,60,67]; 另外, 也有学者从最优控制和滑模控制等角度提出了多种控制策略 [293,294]; 同时, 还有学者扩展了该模型, 考虑了多室系统在不同网络结构下的动力学行为 [61,307]. 基于此模型的研究, 完美地契合了与之有关的生理实验现象, 多角度多层次地揭示了失神癫痫甚至强直-阵挛癫痫的部分动力学演化效应, 一定程度上推动了我们对于失神癫痫的机制理解.

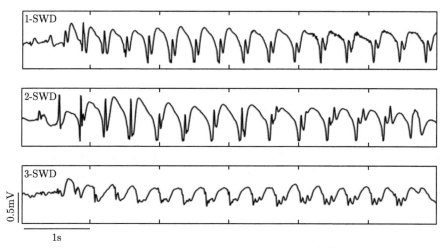

图 7.1　　3 个失神癫痫患者的 EEG 记录 [141]

典型 2 ~ 4Hz SWD 和 2-SWD 常发于儿童, 3-SWD 常发于青少年

　　动物实验和人类研究均表明, 癫痫的发作包含空间成分 [250,308], 在传播的过程中涉及多个脑区, 而大脑自身错综复杂的网络结构增加了相关问题建模的难度. 同时生理学观点认为, 神经集群的同步放电是一种病态表现, 与神经疾病存在某种关联, 近些年, 集群的耦合动力学备受关注, 通过神经元耦合系统的动力学分析和讨论时空特性成为一种新的途径, 如 Duan 等 [309] 通过化学突触耦合了 HR 系统, 从理论和数值角度得出了一致的霍普夫分岔情形, 发现随着时滞的增加, 完全同步和反向同步交替出现. Conti 等 [310] 研究了耦合 Wilson-Cowan 模型下网络结构对振荡活动的影响, 强调了均匀的网络结构更容易产生鲁棒的振荡行为, 非均匀的网络则无法出现这种理想的动力学现象, 这类似于神经退行性疾病中丧失了部分神经元间的连接. 此外, 生理实验已经表明, 自突触参与神经元的活动, 这可能对神经疾病有所影响, 值得我们对这一特殊结构进行深入研究. 近几年, 学者们也借助空间扩展的网络模型重现大脑的癫痫样放电模式, 提出了更多潜在的动力学发作机制, 这无疑推动了对癫痫空间成分的理解. 首先, Taylor 等基于空间扩

展的网络模型证实了癫痫发作中空间成分的存在[144,311]. 随后, 基于耦合的模型, 不少学者取得了突破性工作, 且这些研究均体现了空间耦合作用对于癫痫发作的动力学行为及生理机制的重要性, 如 Goodfellow 等[312] 在耦合的 Jansen 模型中发现了双稳态区域, 这标志振子可以在背景态和失神态之间自发转迁. 文献 [313] 探究了三室单向连接的链式和环式拓扑结构下由刺激诱导 SWD 的传播动力学现象, 文献 [61] 扩展了网络中节点的数目, 先后考虑了在最近邻网络和小世界网络中癫痫棘慢波与睡眠纺锤波之间的传播和转迁影响. 此外, Zhang 等[314] 展示了由慢介电常数耦合的两个 Epileptor 振子模型, 探讨了两个振子的癫痫样放电及同步行为. Cao 等[307] 发现第一室抑制性中间神经元向兴奋性锥体神经元的投射能促进第二室棘慢波的出现, 更重要的是, 增加两室之间的耦合强度可能引起混沌行为. 这些研究成果不仅证明了网络模型的重要性, 而且揭示了癫痫传播的部分特点, 此外, 网络的拓扑结构种类繁多, 借助多样的网络形式探讨癫痫产生、传播和终止的动力学行为具有实际意义.

探究癫痫的时空演化行为对于深入理解疾病的内在机制和转迁动力学具有重要意义, 但目前的研究成果不够全面, 而耦合的神经元集群模型恰好可以展现大尺度时空动力学特征. 因此, 本章将采用耦合的皮层-丘脑网络深入探究皮质-丘脑耦合网络的癫痫动力学传播行为. 研究内容主要围绕双室、三室以及十室耦合丘脑皮质网络模型展开, 重点探讨耦合作用诱导的癫痫发作、兴奋性以及抑制性耦合引起的癫痫传播以及多室耦合模型下失神癫痫传播的稳定性. 研究内容有助于读者理解癫痫发作的空间特性, 也可以为癫痫的产生和传播过程提供新的见解.

7.2 耦合 Taylor 模型方法

在本章的研究中, 我们将耦合由 Taylor 等提出的皮质-丘脑网络模型, 该模型用四个微分方程描述了皮质和丘脑两个区域的放电行为, 重现了多样的临床现象, 很多学者基于该模型有所改进或耦合来研究失神癫痫的前沿科学问题. 由图 7.2(a) 所示, Taylor 模型包含兴奋性锥体神经元集群 (PY)、抑制性中间神经元集群 (IN)、丘脑中继核团 (TC) 和丘脑网状核团 (RE), 前两个集群表征皮质部分, 后两个集群描述丘脑部分, 带有箭头的红线表示兴奋性投射, 由谷氨酸 (Glu) 调节, 带有实心圆的蓝线是 GABAergic 介导的抑制性投射, 各室内部的连接与文献 [56, 57, 61] 完全一致. 皮质焦点理论表明, 皮质对于癫痫发作至关重要, 丘脑网状核在传播方面作用明显, 且文献 [57, 144, 308] 均证实了癫痫的空间特征及 SWD 的特异性. 因此, 我们考虑由皮质相互作用的耦合方式, 更确切地说, 相邻室的兴奋性锥体神经元相互投射兴奋性作用, 即 PY_i 与 PY_j 之间有兴奋性连接, 同时, i-室的抑制性中间神经元 (IN_i) 抑制 j-室的兴奋性锥体神经元 (PY_j), 反之, IN_j

抑制 PY_i, 如图 7.2(b) 所示, 各室之间的作用是相互的, 即耦合方式是双向的. 完整的数学模型由下面一系列微分方程表示:

$$\dot{PY}_i = \tau_1 \bigg(h_{py} - PY_i + k_1 f[PY_i] - k_2 f[IN_i] + k_3 f[TC_i]$$

$$+ C_{ext} \sum_j W_{ij} f[PY_j] - C_{inh} \sum_j W_{ij} f[IN_j] \bigg), \tag{7-1}$$

$$\dot{IN}_i = \tau_2 (h_{in} - IN_i + k_4 f[PY_i]), \tag{7-2}$$

$$\dot{TC}_i = \tau_3 (h_{tc} - TC_i + k_5 f[PY_i] - k_6 s[RE_i]), \tag{7-3}$$

$$\dot{RE}_i = \tau_4 (h_{re} - RE_i + k_7 f[PY_i] + k_8 s[TC_i] - k_9 s[RE_i]), \tag{7-4}$$

其中, $i, j = 1, \cdots, N$, N 是耦合腔室的个数, 矩阵 W 表示腔室之间具体的连接, 当 i-室与 j-室相连时, $W_{ij} = W_{ji} = 1$, 反之 $W_{ij} = W_{ji} = 0$, C_{ext}, C_{inh} 分别控制兴奋性和抑制性耦合强度, 其余参数的含义及转迁函数 $f[\cdot]$, $s[\cdot]$ 的形式与第 6 章一致.

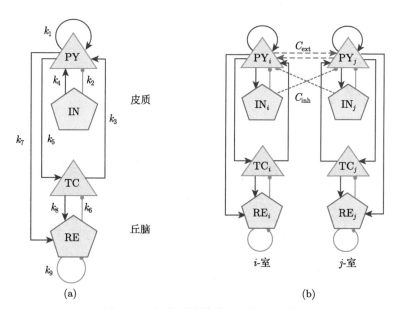

图 7.2　皮质-丘脑模型的网络示意图

神经元集群包括 PY= 兴奋性锥体神经元、IN= 抑制性中间神经元、TC = 丘脑中继核、
RE = 丘脑网状核, 带有箭头的红线表示兴奋性投射, 由谷氨酸 (Glu) 调节,
带有实心圆的蓝线是 GABAergic 介导的抑制性投射.
(a) 单室模型, (b) 双室耦合模型;

i-室和 j-室的耦合形式如下: $PY_i \to PY_j$, $IN_i \to PY_j$, $PY_j \to PY_i$, $IN_j \to PY_i$

本章所取的参数值大多来自实验文献 [56, 61, 294, 307], 所有的数值模拟均在 MATLAB 环境下进行, 方程求解采用标准的 4 阶龙格–库塔算法, 步长为 0.025ms. 由于耦合网络模型的复杂性, 为了进一步确保系统稳定状态的准确性, 延长模拟时间到 100s, 用于分析的数据仍是皮质放电的均值, 即 (PY+IN)/2, 且已去掉暂态. 此外, 提取模拟信号的最大值和最小值计算分岔参数的最值分岔图, 通过快速傅里叶变换 (FFT) 得出主频率, 共同说明系统的放电行为, 基于 XPP/XPPAUT 描绘更为复杂的动力学行为, 便于分析内在的动力学机制.

7.3 主要结果讨论

7.3.1 双室耦合模型

本章将先后改变耦合腔室的数目, $N = 2, 3, 10$, 采用三种连接方式, 如图 7.3 所示, 分别研究丘脑网状核兴奋性改变所致癫痫的传播效应. 本节首先探究双室 ($N = 2$) 模型下, 由丘脑网状核 (RE) 的自突触作用诱导的失神癫痫行为. 这里, 我们选择双室以链式的形式相连, 如图 7.3(a) 所示, 对应的连接矩阵形式如下:

$$W = \begin{bmatrix} 0 & 1 \\ 1 & 0 \end{bmatrix}. \tag{7-5}$$

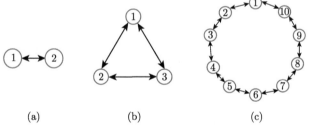

图 7.3   腔室之间的连接方式

(a) $N = 2$, (b) $N = 3$, (c) $N = 10$

在同一模型下, 耦合强度的变化代表了腔室之间相互作用的强弱, 起初, 我们设置耦合强度 $C_{\text{ext}} = C_{\text{inh}} = 0.3$, 随着丘脑网状核自抑制作用 k_9 的变化, 系统呈现了不同的放电行为.

增加 k_9 不仅削弱了 RE 的兴奋性, 也增加了 TC 的活性, 而 TC 作为丘脑和皮质反馈的桥梁, 直接影响皮质的放电行为, 借助图 7.4 说明 k_9 在区间 $(0, 0.7)$ 增加时, 系统发生状态转迁行为. 详细地, 当 $k_9 < 0.185$ 时, 系统各有一个极大值和一个极小值, 呈现周期性高频低幅振荡, 临床上表现为 10Hz 以上的 (I) 低幅

强直性癫痫; 当 k_9 在 $(0.185, 0.385)$ 增加时, 系统极大值和极小值相等, 转迁到 (II) 低饱和放电状态, 皮质放电行为恢复正常状态; 然而, 继续增大 k_9, 典型的 (III) 3-SWD 出现, 临床上标志失神癫痫的典型波形, 这说明丘脑的自抑制作用在双室耦合模型下再次诱导出失神发作; 随后, 两室在区间 $(0.460, 0.7)$ 均表现出 (IV) 高饱和放电状态, 失神癫痫自发终止.

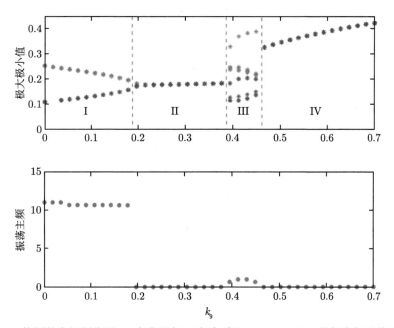

图 7.4　RE 核团的自抑制作用 k_9 变化引起 1-室皮质 $(PY_1 + IN_1)/2$ 的极大极小值分岔图及其对应的主频演化图, 包含 (I) 低幅强直性癫痫, (II) 低饱和放电状态, (III) 3-SWD 和 (IV) 高饱和放电状态

　　分岔 (bifurcation) 现象普遍存在于自然界, 是一种非线性系统特有且重要的性质. 动力学认为, 一个非线性系统经过某一个变化参数时, 如果吸引子只发生微小的扰动, 则系统仍然处于先前的吸引域, 保持原来的状态; 如果系统的吸引域发生拓扑性质的改变, 即出现分岔行为. 高度复杂的神经系统, 当其通过分岔值时, 可表现出丰富的动力学行为, 产生神经元集群的转迁行为等现象, 实现对于大脑常态和病态转换的本质研究. 因此, 借助分岔手段, 揭露神经疾病的发作本质和转迁机制是可行的方法, 但是高维系统的复杂性是提供理论分析的绊脚石, 基于已有的分岔理论, 我们只能采用数值模拟展开研究.

　　为了深入分析双室耦合模型的动力学分岔机制, 图 7.5 给出了更为详尽的分岔过程. 相应地, 对于较小的 k_9, 系统共有不稳定焦点、稳定极限环和不稳定极限环三个解, 自然选择远离不稳定的吸引域而趋于稳定的极限环区域, 并始终处于该吸引域中, 呈现周期振荡. 在 $k_9 \approx 0.185$ 处, 第一个霍普夫分岔点 (HB1) 出现, 稳定极限环消失的同时, 焦点的稳定性发生改变, 由不稳定变为稳定, 成为极限环分岔 (LPC) 发生前唯一的稳定解, 系统逐渐趋于稳定焦点的吸引域, 因此, 在 HB1 与 HB2 之间, 即区域 $(0.185, 0.385)$ 内, 系统收敛于这个稳定的焦点, 处于饱和状态; 接下来, 由于经历第二个霍普夫分岔点 (HB2) 后, 不稳定极限环缺失, 稳定焦点失稳, 焦点的吸引域不再稳定, 无法满足系统长期处于该吸引域; 随后, 复杂的动力学现象出现, 系统经过第一个倍周期分岔 (PD1)"跑到" 稳定极限环的吸引域

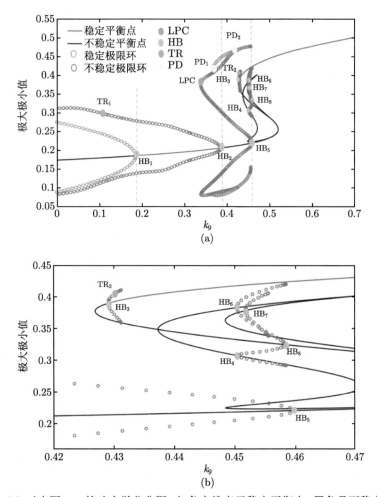

图 7.5 (a) 对应图 7.4 的动力学分岔图. 红色实线表示稳定平衡点, 黑色是不稳定平衡点, 蓝色和黄色的空心圆分别代表稳定和不稳定的极限环. LPC: 极限环分岔, HB: 霍普夫分岔, TR: Torus 分岔, PD: 倍周期分岔. (b) 区域 $k_9 \in (0.42, 0.47)$ 的放大图

内, 放电行为体现为低饱和转迁到含有 3 个棘波的棘慢波放电, 此外, 图 7.5(b) 放大了区域 $k_9 \in (0.42, 0.47)$, 充分展示了多个不动点; 最后, 系统趋于由第三个 HB3 引发的稳定焦点上, 由 SWD 过渡到高饱和状态. 值得指出的是, 在整个分岔过程中存在较为复杂的环面分岔 (torus bifurcation), 又名 N-S 分岔, 是指系统在分岔值的一侧存在环面, 经过该分岔值后, 环面立即消失的分岔现象, 这也是判断这类分岔的主要依据, 这种分岔可能会导致混沌现象. 为了进一步说明, 我们在 TR1 $k_9 = 0.1$ 的两侧各取两个值, 分别是 $k_9 = 0.08$ 和 $k_9 = 0.12$, 观察图 7.6 可知, 当 $k_9 = 0.08$ 时, 系统存在一个环面, 而 $k_9 = 0.12$ 时, 环面消失, 这表明该处确有 TR 分岔发生. TR2 的情形与之类似, 不再赘述.

根据上面的讨论, RE 核团的自突触作用确实对耦合的皮质-丘脑网络造成了影响. 更有趣的是, 结合图 7.4, 图 7.7 展示的现象引起了我们的注意. 由图 7.4 可知, 当耦合强度 $C_{\text{ext}} = C_{\text{inh}} = 0.3$ 时, 失神癫痫大约在 $k_9 = 0.38$ 出现; 图 7.7 则告诉我们, 在 $C_{\text{ext}} = C_{\text{inh}} = 0.4$ 的情形之下, 系统由低饱和状态转迁到 3-SWD 的对应分岔值 $k_9 = 0.37$, 且 $C_{\text{ext}} = C_{\text{inh}} = 0.5$ 和 $C_{\text{ext}} = C_{\text{inh}} = 0.6$ 亦是如此, 分别对应更小的分岔值 $k_9 = 0.33$ 和 $k_9 = 0.27$. 对比发现, 随着耦合强度逐渐增大, 相应诱导出 m-SWD 所对应的自突触作用有所减小, 换句话说, 失神癫痫发作随耦合强度的增大有所提前. 也就是说, 基于双室耦合的皮质-丘脑网络模型, 缓慢增大的兴奋性和抑制性耦合作用能够促进由丘脑网状核自突触连接调节的失神癫痫发作, 如果持续增大耦合作用, 系统将越过周期振荡的放电形式而总是保持饱和状态, 振荡行为将被完全抑制. 这可能是因为耦合强度的改变, 系统由稳定焦点的吸引域转迁到稳定极限环吸引域更易发生, 即倍周期分岔 PD1 相应提前, 继续增大耦合强度, 倍周期分岔不再发生.

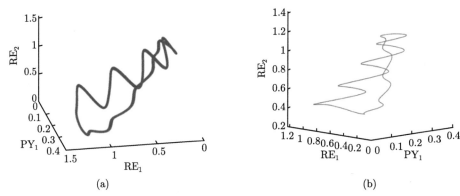

(a)　　　　　　　　　　　　　　　　　(b)

图 7.6　系统的三维相图, PY$_1$, RE$_1$ 和 RE$_2$

我们选择 TR1 两边的值: (a) $k_9 = 0.08$ 和 (b) $k_9 = 0.12$. 当 $k_9 = 0.08$ 时, 环面出现;

当 $k_9 = 0.12$ 时环面消失

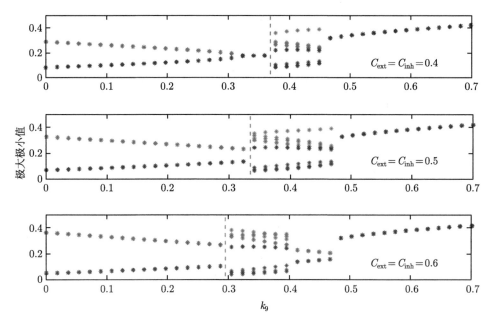

图 7.7 1-室随着耦合强度变化的分岔图. 对比发现, 基于双室耦合的皮质-丘脑网络模型, 缓慢增大的兴奋性和抑制性耦合作用能够促进失神癫痫的发作

7.3.2 三室耦合模型

在 7.3.1 节中, 我们主要探究了双室耦合的情形下, 系统随 RE 核团自突触作用改变引起的动力学响应行为. 结果表明, 缓慢增大的兴奋性和抑制性耦合作用能够促进失神癫痫的发作, 如果持续增大耦合作用, 系统将越过周期振荡的放电形式而总是保持饱和状态, 也就是说, 较大的耦合强度完全抑制了振荡行为. 因此, 我们更关注具有相对较弱耦合强度的多室网络下, 耦合强度所诱导和传播的癫痫行为.

本节中, 我们将增大腔室的数目, 考虑 $N = 3$ 时的三室耦合网络 (图 7.3(b)), 具有如下连接矩阵:

$$W = \begin{bmatrix} 0 & 1 & 1 \\ 1 & 0 & 1 \\ 1 & 1 & 0 \end{bmatrix}. \tag{7-6}$$

7.3.2.1 耦合作用调控

在上述三室耦合模型中, 耦合强度包含两类: 兴奋性耦合强度 $(PY_i - PY_j, C_{\text{ext}})$ 和抑制性耦合强度 $(IN_i - PY_j, C_{\text{inh}})$. 首先, 我们聚焦于兴奋性耦合强度 C_{ext} 所诱导的癫痫行为, 此时令 $C_{\text{inh}} = 0.01$, 且所有腔室的初始状态均为低饱和放电, 因此它们的行为在空间上是等价的. 图 7.8 (a) 刻画了兴奋性耦合强度 C_{ext} 所诱导的失神癫痫现象. 观察发现, 当 C_{ext} 足够小时, 各室保持原来的状态不发生改变, 兴奋性耦合作用微乎其微, 并未诱导出三个腔室的其他动力学行为; 紧随其后, 各腔室展现了 m-SWD 的放电行为, 系统成功由背景状态转迁为棘慢波放电, 这一现象表明, 尽管耦合强度 C_{ext} 相对双室耦合模型较弱, 但该作用仍然能够诱发棘慢波放电, 开启失神发作. 当参数 C_{ext} 继续增大, m-SWD 停止, 系统最终恢复到稳定的饱和状态. 与之形成鲜明对比的是, 抑制性耦合作用 C_{inh} 貌似没有类似的功效, 图 7.8(b) 直观地反映, 随着 C_{inh} 的改变, 系统只是由低饱和放电状态转迁到了阵挛性振荡, 并不能诱导失神发作.

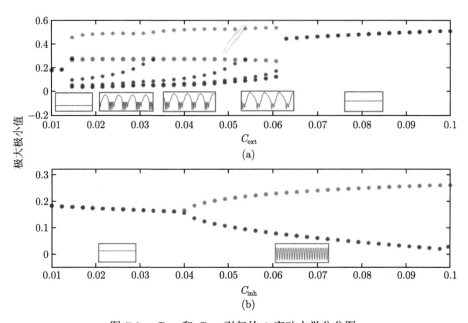

图 7.8　C_{ext} 和 C_{inh} 引起的 1-室动力学分岔图

此时 $C_{\text{inh}} = 0.01$, 尽管耦合强度 C_{ext} 相对上一节较弱, 但该作用仍能够诱导出棘慢波放电, 开启失神发作. 而抑制性耦合作用 C_{inh} 并未诱导出失神发作

7.3.2.2　兴奋性耦合

兴奋性耦合作用能够诱导失神癫痫发作, 其对失神癫痫的传播影响更值得深入研究. 接下来, 我们探讨当抑制性耦合作用较弱时, 即 $C_{\text{inh}} = 0.01$, 兴奋性耦合强度 C_{ext} 对于疾病传播的主导地位. 这里, 我们调节 1-室最初处于 4-SWD 放电形式的失神癫痫状态, 2/3-室是饱和的背景状态, 观察 1-室的癫痫状态是否可以传到 2/3-室. 图 7.9(a) 描述了兴奋性耦合作用在 $(0.01, 0.1)$ 变化时, 1-室自身

的行为变化, 具体地, 只要 $C_{\text{ext}} > 0$, 1-室就由原始的 4-SWD 变为 3-SWD, 接着在区域 $(0.026, 0.042)$ 表现出 2-spikes; 在 $C_{\text{ext}} = 0.06$ 之前, 传统的 SWD 在 $(0.042, 0.046)$ 出现, 随后呈现简单的周期运动. 最后, 系统在 C_{ext} 较大时表现出高饱和放电. 因此, 兴奋性耦合作用的增加, 逐步减小了癫痫状态腔室棘慢波放电的棘波数目, 然而, 过度的耦合作用则会抑制神经元放电, 使其回归到正常的背景状态.

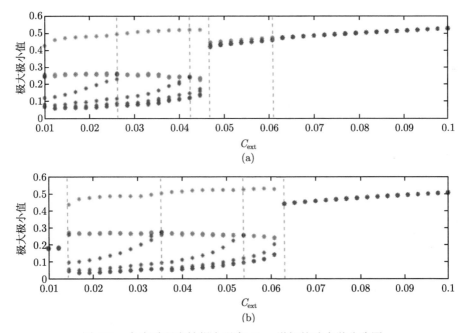

图 7.9　各室随兴奋性耦合强度 C_{ext} 增加的动力学分岔图

此时 $C_{\text{inh}} = 0.01$, 灰色虚线代表分岔值, 1-室处于 4-SWD 放电形式的失神癫痫状态, $k_{1\text{-}9} = 0.2$, 2/3-室是饱和的背景状态, $k_{2/3\text{-}9} = 0.1$. (a) 1-室 $(\text{PY}_1 + \text{IN}_1)/2$, 兴奋性耦合作用的增加, 逐步减小了癫痫状态腔室棘慢波放电的棘波数目, 过度的耦合作用则会抑制神经元放电. (b) 3-室 $(\text{PY}_3 + \text{IN}_3)/2$, 随着 C_{ext} 的增加, 传播作用先较为明显, 随后逐步减弱

另一方面, 对于原本正常的 3-室, 图 7.9(b) 体现了系统由传播影响的动力学变化. 注意到, 正常的腔室 2 室和 3 室是等价的, 故而仅观察 3-室的行为即可. 对较小的 C_{ext} 处于癫痫状态的 1-室对 3-室没有任何影响, 3-室保持原有的健康状态; 在接下来的传播过程中, 3-室的棘慢波放电行为出现, 说明 1-室的癫痫状态已经传到了其余两室, 特别地, C_{ext} 在区域 $(0.014, 0.036)$ 内变化时, 3-室呈现 3-spikes 的振荡行为; 随之, 系统在 $(0.036, 0.06)$ 内先后呈现了 2-SWD 和 1-SWD 的振荡, 该传播过程有效说明, 随着 C_{ext} 的增加, 传播作用较为明显, 一旦 $C_{\text{ext}} > 0.026$,

该影响逐步减弱, 棘波的数目也相应减少; 最后, 当 $C_{\text{ext}} \in (0.06, 0.1)$ 时, 3-室趋于稳定的背景状态. 经过对比图 7.9(a) 和 (b) 发现, 1-室逐渐将 SWD 传播到了2/3-室, 由于时滞的影响, 当 1-室呈现小幅振荡时, 2/3-室仍然处于棘慢波放电状态. 另外, 当 C_{ext} 随着时间递增或递减时 (图 7.10(b)), 1-室呈现相反的转迁过程, 即多棘慢波、简单振荡和饱和状态交替出现 (图 7.10(a)), 整个的变化过程与图 7.9(a) 相似或相反 (图 7.11).

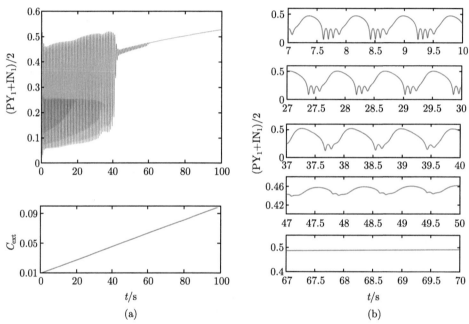

图 7.10　(a) 1-室随 C_{ext} 线性递增变化的连续时间序列. (b) 不同放电模式的时间序列图, 包括 3/2/1-SWD, 简单振荡和高饱和状态. 整个的变化过程与图 7.9(a) 相似

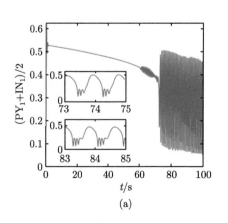

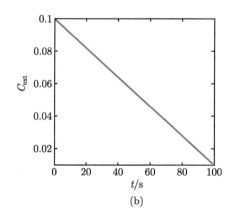

（a）　　　　　　　　　　　　　　　　　（b）

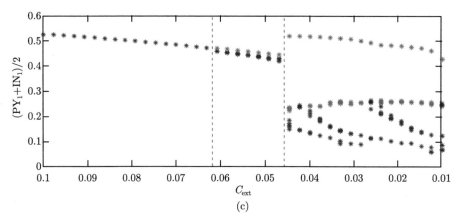

图 7.11　(a) 1-室随 C_{ext} 线性递减变化.(b) 的连续时间序列. (c) 1-室随 C_{ext} 递减变化的分
岔图. 整个的变化过程与图 7.9 (a) 相似

对比图 7.9 (a) 和 (b) 可知, 开始处于癫痫状态的 1-室, 其棘慢波放电行为
逐渐消失, 最终呈现背景状态; 对于正常腔室, 尽管传播引起了失神癫痫, 但最终
也恢复到了健康状态. 进一步地, 当它们均处于健康的背景状态时, 其微小振荡的
频率发生下降, 再次印证了过度的兴奋性耦合作用会抑制神经元的放电行为这一
现象.

7.3.2.3　抑制性耦合

基于上节的讨论, 我们探讨当兴奋性耦合作用较弱时, 即 $C_{\text{ext}} = 0.01$, 抑
制性耦合强度 C_{inh} 对于疾病传播的主导地位, 腔室之间的连接矩阵仍满足矩阵
式 (7-6) 的形式.类似地, 1-室处于 2-SWD 的状态, 2/3-室是低饱和状态. 从
图 7.12(a) 可以看出, 1-室的皮质放电包含三种: m-SWD、饱和放电和周期振荡.
确切地说, 当 C_{inh} 较小时, 1-室的放电形式保持原样, 还未影响 2/3-室的行为
使其有所改变, 三室之间的耦合作用并未发挥重要的角色; 随后, 1-室在 $C_{\text{inh}} \in$
$(0.012, 0.022)$ 内由 3-SWD 转迁到了更为严重的 4-SWD, 棘波数目有所提高; 值
得庆幸的是, 低饱和放电形式出现, 并在区域 $(0.022, 0.042)$ 内持续, 此时抑制性耦
合作用消除了失神癫痫; 当参数 C_{inh} 在 $(0.042, 0.1)$ 内继续增大, 系统则呈现简单
的周期振荡. 根据以上分析, 我们发现, 抑制性耦合强度不仅加重了 1-室的癫痫发
作, 而且成功诱导强直发作, 使系统发生转迁行为.

同样地, 图 7.12(b) 给出了 3-室的转迁行为分析, 该系统初始状态为正常的饱
和态, 当 $C_{\text{inh}} > 0.01$ 时, 系统被诱导出低幅的振荡行为, 但在 $C_{\text{inh}} = 0.022$ 时
立刻转迁到低饱和放电; 在区域 $(0.012, 0.022)$ 内, 尽管 1-室的失神癫痫有所加重,
但没有对正常的腔室造成严重的传播影响; 在随后的两个区域, 3-室呈现稳定的低

饱和状态, 在分岔点 $C_{\text{inh}} = 0.042$ 处, 自发转迁到高频低幅的强直周期振荡, 并持续到 $C_{\text{inh}} = 0.01$. 另外, 所有的分岔点与 1-室保持一致, 表明了三室良好的同步放电模式.

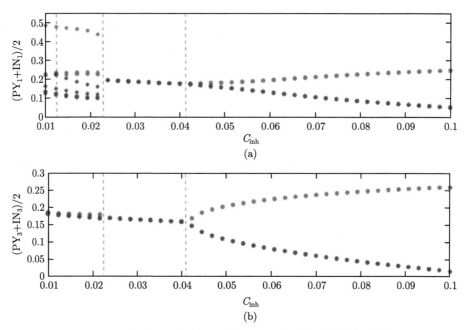

图 7.12　各室随兴奋性耦合强度 C_{inh} 增加的动力学分岔图

此时 $C_{\text{ext}} = 0.01$, 灰色虚线代表分岔值, 1-室处于 2-SWD 放电形式的失神癫痫状态, $k_{1-9} = 0.4$, 2/3-室是饱和的背景状态, $k_{2/3-9} = 0.1$. (a) 1-室 $(PY_1 + IN_1)/2$, 抑制性耦合强度不仅加重了 1-室的癫痫发作, 而且成功诱导强直发作, 使系统发生转迁行为. (b) 3-室 $(PY_3 + IN_3)/2$, 抑制性耦合强度没有对正常腔室造成严重的传播影响

　　上述讨论告诉我们, 适当的抑制性耦合作用可以消除癫痫状态腔室的失神癫痫, 且在传播过程中, 该作用仅仅引起了正常腔室的微小振荡, 并没有造成失神发作. 也就是说, 失神癫痫的传播可能不通过该路径. 然而, 强直癫痫的产生并非如此, 当抑制性耦合作用较大时, 三室同时呈现该振荡形式.

7.3.3　多室耦合传播稳定性

　　最后, 为了检验上述传播过程中各室放电活动和转迁行为的鲁棒性, 我们将三室耦合模型扩展为十室双向连接的环式网络 (图 7.3(c)), 对应的连接矩阵如下:

$$W = \begin{bmatrix} 0 & 1 & 0 & 0 & 0 & 0 & 0 & 0 & 0 & 1 \\ 1 & 0 & 1 & 0 & 0 & 0 & 0 & 0 & 0 & 0 \\ 0 & 1 & 0 & 1 & 0 & 0 & 0 & 0 & 0 & 0 \\ 0 & 0 & 1 & 0 & 1 & 0 & 0 & 0 & 0 & 0 \\ 0 & 0 & 0 & 1 & 0 & 1 & 0 & 0 & 0 & 0 \\ 0 & 0 & 0 & 0 & 1 & 0 & 1 & 0 & 0 & 0 \\ 0 & 0 & 0 & 0 & 0 & 1 & 0 & 1 & 0 & 0 \\ 0 & 0 & 0 & 0 & 0 & 0 & 1 & 0 & 1 & 0 \\ 0 & 0 & 0 & 0 & 0 & 0 & 0 & 1 & 0 & 1 \\ 1 & 0 & 0 & 0 & 0 & 0 & 0 & 0 & 1 & 0 \end{bmatrix}. \tag{7-7}$$

基于这种网络结构, 我们将研究 1-室为癫痫状态, 其他 9 室处于正常状态时网络的传播影响. 方便起见, 标记 1-室为 N1, $\cdots$, 10-室为 N10. 值得指出的是, 该网络结构具有高度的对称性, 例如, N2 和 N10 分别与正常的 N3 和 N9 相连, 同时均与处于癫痫状态的 N1 相互作用, 故它们的放电模式理应完全等价. 类似地, N4 和 N8 分别与两个正常腔室相连, 且与 N1 具有相同距离, 因此, 它们也具有相同的放电模式. 当然, 其他腔室与之类似, 均有对称位置.

不失一般性, 图 7.13 展示了与图 7.10 对应的不同 C_{ext} 取值下各室的时间序列图, 其中, 相同颜色描绘对称位置腔室的放电状态. 初始时, 各腔室相互独立, N1 处于 4-spikes 的棘慢波状态, N2~N10 均是低饱和放电, 如图 7.13(a) 所示. 在 $t = 10$ 时, 各室相连, 彼此相互作用. 图 7.13(b) 表明, 由于各室之间的耦合作用, 皮质放电形式发生变化, 如 N1 转迁到 3-SWD, 且诱导 N2~N10 出现棘慢波放电, 为了详细观察这一结论, 图 7.13(c) 放大时间窗口为 90~100s. 另外, 如图 7.13(d) 中灰色虚线标示, 由于神经元间信息交流的时滞影响, 各室的放电频率出现细微差别. 图 7.13(d)~(e) 说明, 当 $C_{\text{ext}} < 0.07$ 时, 对称位置腔室的放电状态

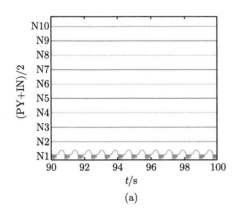

(a)

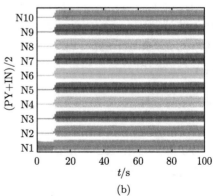

(b)

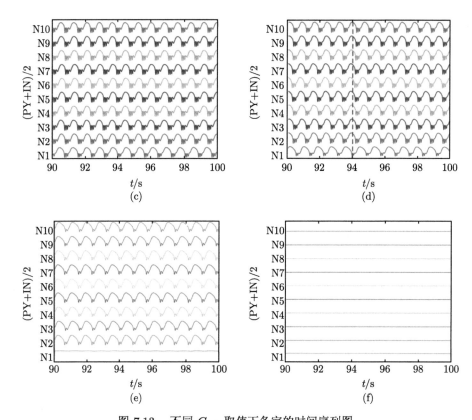

图 7.13　不同 C_{ext} 取值下各室的时间序列图

(a) 无耦合情形, 即 $C_{\text{ext}} = C_{\text{inh}} = 0$, 各腔室相互独立, N1 处于 4-spikes 的棘慢波状态, N2∼N10 均是低饱和
放电. (b)∼(f) 耦合后各室的放电活动

完全相同; 同时, 类似于图 7.13(f), 在区域 $C_{\text{ext}} \in (0.07, 0.1)$ 内, 它们都呈现正常的背景状态. 此外, 改变耦合强度 C_{inh} 得到的现象与图 7.12 类似, 这里不再赘述.

经过以上分析, 兴奋性耦合作用在减少自身棘波数目的同时, 会促进失神癫痫传入其他腔室, 而抑制性耦合仅短暂增加自身的棘波数目, 在传播过程中的作用微乎其微, 这与上节的结论一致, 再次检验了上述结果的鲁棒性, 证实腔室个数确实不会影响相关的传播过程.

7.4　本 章 小 结

为了深入理解 RE 核团的自抑制作用及失神癫痫的传播过程, 本章基于皮质耦合的神经元集群模型展开讨论. 首先, 采用双室网络探究了 RE 自抑制作用对癫痫发作的影响, 发现兴奋性耦合作用能够促进由丘脑自抑制作用调节的癫痫发作. 其次, 扩展了耦合模型的腔室个数, 探讨了失神癫痫的传播影响. 结果显示, 当所有腔室都处于饱和状态时, 失神癫痫能被兴奋性耦合作用诱导; 此外, 在传播过程中, 兴奋性耦合作用能够诱导其他正常腔室发生失神癫痫, 并一定程度上减少自身棘慢波振荡时的棘波数目, 从而使自身转迁到饱和状态, 同时, 该作用过度时, 会抑制神经元放电. 相反, 抑制性耦合在传播过程中并未发挥重要作用, 仅仅短暂增加了自身的棘波数目. 最后, 通过扩展到十室的耦合网络, 证实了以上结论的鲁棒性, 换句话说, 耦合腔室的个数不会对传播过程造成影响. 综上所述, 在弱耦合的皮质区域, 兴奋性锥体神经元集群之间的耦合作用存在一个临界值, 当取值超过该临界值, 便会促进癫痫的局部扩散.

然而, 本章的局限性在于仅仅考虑了皮质之间的相互作用, 也许, 丘脑之间的耦合会有更加丰富的现象. 在接下来的工作中, 建立纳入丘脑之间的双向连接的网络结构将更加真实, 同时, 网络的多种耦合方式如无标度网络、小世界网络、最近邻网络等都值得探究, 这将帮助学者们理解癫痫疾病的传播过程及机制.

第 8 章　考虑星形胶质细胞的癫痫样波形的建模调控

实验研究表明, 星形胶质细胞通过诱导谷氨酸释放参与癫痫发作. 考虑到具有不同时间尺度的抑制性神经元群间的去抑制回路, 以及丘脑中继核与皮质抑制性神经元群之间的前馈抑制连接, 本章提出了一种改进的丘脑皮质场模型来系统地研究癫痫的发病机制. 研究结果表明, 星形胶质细胞功能障碍可诱导丰富的放电活动, 包括高或低饱和状态、高或低频阵挛性放电、棘慢波放电 (SWD) 和强直性放电. 同时, 随着前馈抑制连接的增强, SWD 和强直性振荡将会消失, 换句话说, 所有这些病理波形都可以被抑制或消除. 然后, 探讨了不同外部刺激对丘脑神经元集群的控制效果. 结果表明, 单脉冲刺激可以抑制或引起病理性的放电模式, 如 SWD、强直性和阵挛性振荡. 更进一步, 我们还证实了深部脑刺激可以通过调节刺激的幅度和脉冲宽度来控制失神癫痫的发作. 此外, 在改进模型的基础上, 我们比较了不同强度的 3∶2 间歇重置刺激策略, 提出了一种更有效、更安全的刺激模式. 结论有望为星形胶质细胞参与癫痫疾病的发作过程提供一定的理论指导.

8.1　引　　言

传统上认为癫痫主要是由神经系统兴奋性和抑制性比例失衡所致, 如兴奋性或抑制性突触功能障碍、神经递质失衡等[315-317]. 目前, 关于失神癫痫的病理研究还未形成统一的认识, 有学者指出, 失神癫痫起源于皮质[318], 有学者认为它起源于丘脑[319,320], 也有人认为它是丘脑皮质网络异常所致[321,322]. 而在近十几年, 许多重要的研究进展表明星形胶质细胞参与神经元的放电行为[323-326]和癫痫发作[327-331].

随着实验技术的发展, 神经科学家们逐渐认识到大脑不再是神经元的独奏, 神经胶质细胞也会积极参与到神经信息处理中. 其中星形胶质细胞内 Ca^{2+} 浓度随着膜受体的激活而升高, 诱导胶质细胞释放谷氨酸, 感知神经元的活动并反馈给神经元从而进行中枢神经系统的信号调节[332-334]. 1999 年, Araque 等[323] 在 *Trends in Neurosciences* 首次提出 "三项突触" 功能结构是由胶质细胞、突触前末梢神经元和突触后神经元构成. 星形胶质细胞还可能参与了多种神经系统疾病, 如癫痫、帕金森病及亨廷顿病等[335]. 由于绝大多数癫痫病例是特发性的, 因而对过度活跃和同步性的细胞有深入的了解是必要的 [336]. 颞叶癫痫患者的神经外科标本通常表现为明显的反应性胶质细胞增生. 耐药颞叶癫痫患者和相应的癫痫动物实验研究发现, 星形胶质细胞中 K^+ 通道的表达、亚细胞的定位和功能发生改变时会导致 K^+ 缓冲功能受损 [28,29]. 而 K^+ 缓冲能力下降或者摄取 γ-氨基丁酸过多, 可能会引起癫痫发作 [335]. Steinhäuser 和 Seifert 指出, 星形胶质细胞中钾离子通道、谷氨酸受体和缝隙连接的异常表达可诱发癫痫放电 [327,328]. Parpura 等 [334] 提出星形胶质细胞可为癫痫治疗提供重要依据. Tian 等 [337] 和 Fellin 等 [338-340] 等的研究表明, 星形胶质细胞释放的谷氨酸会刺激神经元兴奋性受体, 从而导致过度兴奋性癫痫放电. 正如 Barker 指出的, 神经元并不是孤立地运作, 它们是复杂神经胶质网络的一部分, 与星形胶质细胞密切相关. 星形胶质细胞会释放增加突触数量的可溶性因子及直接影响突触传递的神经活性化合物胶质递质 [341]. 2011 年, Bonansco 发现由星形胶质细胞自发释放的谷氨酸可影响突触可塑性的阈值 [342]. Andersson 研究表明, 在大鼠海马 CA1 区, 星形胶质细胞会介导短期突触抑制 [343].

与皮质丘脑神经场模型研究相辅相成, 单个神经元星形胶质细胞耦合动力学模型、神经元星形胶质细胞耦合网络模型也为探究癫痫的致病机制和动力学本质提供了理论方法. 2003 年, Nadkarni 和 Jung 结合 H-H 神经元模型与 Li-Rinzel K^+ 振荡模型首次构建了神经元-星形胶质细胞耦合模型. 研究表明增大神经元对星形胶质细胞的刺激强度会降低神经元的放电阈值, 从而导致自发性神经元放电振荡, 这一结论与实验中观察到的星形胶质细胞代谢型谷氨酸受体 (mGluRs) 过表达会引发自发性癫痫现象相符 [344]. 2007 年, Volman 等 [345] 通过耦合突触传递和星形细胞膜内的局部 Ca^{2+} 浓度, 构建了 "三项突触" 动力学模型, 发现星形胶质细胞能够调节突触前细胞到突触后细胞的信息流, 并且此过程依赖于突触前和其他邻近突触的活动, 同时星形胶质细胞对突触递质释放的影响会增强突触连接强度. Nadkarni 等 [346,347] 构建的 "三项突触" 模型为神经元与星形胶质细胞之间的突触相互作用提供了一个数学框架, 可以定量地解释星形胶质细胞对突触传递和自发突触后事件的影响, 同时表明星形胶质细胞可通过影响突触递质的释放进而提高突触信息的传递效率. 2009 年, Ullah 等基于 H-H 模型, 构建了中间神经元与兴奋性锥体神经元耦合的网络模型, 揭示了细胞外 K^+ 浓度的动态变化与癫痫发作的内在动力学联系 [348,212]. 随后在 2010 年, Ullah 等进一步将星形胶质细胞引入神经元模型, 探究了星形胶质细胞对癫痫放电的调控规律 [196]. 2014 年, Wei 等 [349] 在神经元与星形胶质细胞模型的基础上, 同时考虑脑血氧动力学模型, 进一步探讨了星形胶质细胞对癫痫放电的调控规律. 另外, 唐军教授团队在单个神经元星形胶质细胞耦合动力学模型方面也做了丰富的工作, 取得了重要的研究成果. 2014 年, 结合 H-H 神经元模型和 Li-Rinzel 钙模型, Tang 等 [350] 构建了一个包含锥体神经元、抑制性中间神经元和一个星形胶质细胞的耦合模型来研究神经元间的信息传递. 结果表明星形胶质细胞的存在及该细胞上 mGluRs 的高表达水平促进了爆发性棘波放电 (BLSs) 的发生. 基于此神经元-星形胶质细胞耦合模型, Tang 等 [351] 随后又考虑了星形胶质细胞内质网膜中 Ca^{2+} 通道的随机开放和关闭, 基于随机模型研究了星形胶质细胞 Ca^{2+} 通道噪声对神经元的影响.

　　从网络层面研究星形胶质细胞对神经系统的放电行为及癫痫发作的影响, 是神经科学家们极其关注的研究课题. 星形胶质细胞间的连接方式通常包括线性连接、非线性连接及阈值连接等结构上直接相连的细胞间缝隙连接, 或者是通过腺苷三磷酸 (ATP)、谷氨酸等胶质递质的释放与扩散进行连接. 细胞种类通常包括兴奋性锥体神经元、中间神经元与星形胶质细胞. 由于细胞种类、网络尺度及胶质递质的选取各有侧重, 近些年来涌现出多种 "三项突触" 动力学网络模型. Amiri 等 [352,353] 构建了包括 50 个中间神经元、锥体神经元及星形胶质细胞的海马区 "三项突触" 网络模型, 系统地分析了星形胶质细胞集群的 Ca^{2+} 振荡对神经元集群放电的影响, 表明星形胶质细胞可能参与癫痫的同步性发作. 考虑到星形胶质细胞可以对 Ca^{2+} 升高的神经递质作出反应, 并向神经元产生反馈信号, 从而调节突触传递和神经元兴奋性, Reato 等 [354] 建立了包含 100 个中间神经元、锥体神经元及星形胶质细胞的耦合网络模型来寻找其潜在的动力学机制, 其中动力学理论由 Izhikevich 简化网络模型刻画. 模拟发现, 星形胶质细胞可通过直接影响神经元网络的兴奋性/抑制性平衡来促进癫痫样突发放电 (seizure-like ictal discharges) 的产生. 癫痫样放电可能在局灶区出现, 然后传播至整个大脑, 导致神经系统紊乱. 为探究星形胶质细胞在这一过程中可能发挥的作用, Tang 等 [232] 构建了一个只包含兴奋性神经元和星形胶质细胞的神经元-星形胶质细胞网络模型. 其中网络的尺度为 100, 所考虑的胶质递质为谷氨酸, 神经元动力学同样采用 Izhikevich 模型描述. 结果表明, 钙波在星形胶质细胞中的传播决定了癫痫样放电在连接神经元中的传播, 星形胶质细胞中 Ca^{2+} 振荡与神经元癫痫样放电互相促进, 并建议脑功能障碍的治疗不应该仅关注病灶区, 还应通过观察整个神经网络的改变以便制定高效合理的调控策略. Goldberg 等 [355] 基于一个包含 30 个星形胶质细胞, 同时胶质递质为谷氨酸的耦合网络进行研究, 结果表明非线性缝隙连接可以使星形胶质细胞 Ca^{2+} 波动在星形胶质细胞网络中进行长距离传播, 缝隙连接可促进大脑信息传递. Li 等 [356] 基于锥体神经元与星形胶质细胞耦合的网络模型, 指出星形胶质细胞谷氨酸平衡浓度过大会诱发同步的癫痫样放电, 揭示了星形胶质细胞中谷氨酸的动态浓度异常可以诱导癫痫样放电. 此外, 通过调节星形胶质细胞缝隙连接强度发现, 增大连接强度有利于癫痫样放电的退化. 这与实验中报道的胶质细胞缝隙连接阻塞会诱发癫痫发作的现象一致, 同时从侧面反映了缝隙连接对癫痫的缓冲与保护作用. 更多地, Li 等 [357,358] 从动力学的角度深入研究了星形胶质

细胞 Ca^{2+} 振荡对癫痫发生、扩散和抑制的影响.

我们知道癫痫发作是一种非常复杂的病理网络事件, 其特征是神经元的过度同步放电, 这其中包含一个高度多样化的 GABAergic 中间神经元群体. 越来越多的实验表明, 抑制性神经元会诱导癫痫发作或者参与到癫痫发作中, 不同类型的抑制性神经元亚型可能负责不同类型的癫痫发作[359]. 为了研究抑制性中间神经元对癫痫样放电节律的影响, Li 等[358] 构建了星形胶质细胞、抑制性中间神经元和兴奋性锥体神经元耦合的动力学模型, 其中抑制性中间神经元受到锥体神经元谷氨酸的 AMPA 型突触电流刺激, 并通过 $GABA_A$ 型反馈电流反向作用到锥体神经元上, 系统地分析了中间神经元刺激电流改变诱导的一系列星形胶质细胞 Ca^{2+} 振荡动力学转迁与分岔现象. 相关结果表明 $GABA_A$ 的突触表达水平、中间神经元的放电兴奋性双通道调控方法可以有效地抑制癫痫发作. Fan 等[360] 基于已有的 Taylor-Baier (TB) 神经元场模型, 将具有不同时间尺度的抑制性中间神经元集群之间存在的去抑制作用环路引入皮质网络中, 发现抑制性神经元之间的去抑制作用可以诱导皮质模型、以墨西哥帽连接方式空间扩展的网络模型呈现出从 SWD 放电到强直阵挛性振荡的行为转迁, 特别地, 去抑制作用可以模拟出从超同步的强直性振荡到去同步的阵挛性发作之间的同步演化模式, 这与电生理实验所观察到的现象一致. 此外, 抑制性中间神经元集群之间的去抑制作用环路会诱导 SWD 放电的延迟[361]. 2002 年, 基于实验中观察到的慢速抑制性神经元会对快速抑制性神经元存在一定的抑制性作用现象, Wendling 等[139] 将经典的 Jansen 模型进行改进, 然后改变模型重要参数, 如兴奋性平均突触增益, 快、慢速抑制性平均突触增益等, 成功地模拟了几种不同的脑电节律, 分别为正常的背景脑电、癫痫发作间期出现的零星棘波放电、癫痫发作开始或发作期间出现的持续性棘波放电和慢节律行为、癫痫发作开始时出现的低幅快速放电活动, 有时也称为 γ 节律性放电以及癫痫发作后出现的周期性慢速正弦波. Pi 等[362] 在 *Nature* 上报道, 大脑皮质中存在一种叫做 VIP 中间神经元的抑制性神经元, 会在大脑皮质的多个区域内专门负责抑制其他的抑制性神经元, 不同类型的抑制性神经元之间存在去抑制作用环路. 因此, 我们将快速把抑制性神经元对慢速抑制性中间神经元的抑制性连接添加到 Wendling 模型中, 发现通过改变慢速抑制性平均突触增益会诱导系统产生常见于各种生理性实验和临床局灶性癫痫患者中的多棘慢波放电行为[32]. 此外, 增大起始于快速抑制性神经元终止于慢速抑制性神经元的突触连接强度, 会增强这种病态的棘慢波放电模式. 换句话说, 随着连接强度的增加, 棘波的数量会增加, 最终会达到低振幅快速放电; 而增大起始于慢速抑制性神经元终止于快速抑制性神经元的突触连接强度会有相反的现象发生. 这些数值模拟结果从数学计算的角度为深入理解癫痫的发作及转迁机制提供了很好的理论和临床参考.

基于此, 本章我们将考虑把皮质中具有不同时间尺度的抑制性神经元集群之间存在的去抑制作用环路以及丘脑中继核对抑制性中间神经元的前馈抑制作用同时纳入经典的 Taylor 神经场模型中, 从动力学角度提供星形胶质细胞参与癫痫发作的一种可能性, 从而探究星形胶质细胞功能障碍诱导的转迁动力学. 此外, 深入研究了包括单脉冲刺激、深部脑刺激以及间歇重置刺激等不同的电刺激策略, 与星形胶质细胞功能紊乱对失神癫痫的协同控制效果. 本章内容可以帮助读者深入了解星形胶质细胞与癫痫的内在关系, 并助力癫痫的致病机制与调控策略的研究.

8.2　星形胶质细胞模型方法

Pi 等 [362] 证明具有不同时间尺度的抑制性神经元之间存在相互作用. Beverlin 指出, 丘脑中继核 (TC) 对抑制性中间神经元的前馈抑制作用比 TC 对兴奋性锥体神经元 (PY) 的前馈兴奋性作用更强 [363]. 这里, 我们同时将这两个生理现象引入 Taylor 神经场模型中. 改进后的模型由皮质子网络和丘脑子网络组成. 前者由兴奋性锥体神经元 (PY) 和不同时间尺度的抑制性中间神经元 (I_1, I_2) 组成, 如图 8.1 所示, 后者由丘脑中继核 (TC) 和丘脑网状核 (RE) 组成. 蓝线表示谷氨酸受体的兴奋性投射, 红实线表示 GABA$_A$ 介导的抑制性投射, 红虚线表示 GABA$_B$ 介导的抑制性投射. 另外, 本章所考虑的外部刺激分别靶向 RE 和 TC, 分别用 $U_1(t)$ 和 $U_2(t)$ 表示. 因此, 非线性系统可以描述为

$$\frac{dPY}{dt} = \sigma_1\left(h_{PY} - PY + C_1 f(PY) - C_3 f(I_1) + C_9 f(TC) - C_{iny} f(I_2)\right), \quad (8\text{-}1)$$

$$\frac{dI_1}{dt} = \sigma_2\left(h_{I_1} - I_1 + C_2 f(PY) - C_{in1} f(I_2) + C_{11} f(TC)\right), \quad (8\text{-}2)$$

$$\frac{dI_2}{dt} = \sigma_3\left(h_{I_2} - I_2 + C_{10} f(PY) - C_{in2} f(I_1) + C_{12} f(TC)\right), \quad (8\text{-}3)$$

$$\frac{dTC}{dt} = \sigma_4\left(h_{TC} - TC - C_6 g(RE) + C_7 f(PY)\right) + U_2(t), \quad (8\text{-}4)$$

$$\frac{dRE}{dt} = \sigma_5\left(h_{RE} - RE - C_4 g(RE) + C_5 g(TC) + C_8 f(PY)\right) + U_1(t), \quad (8\text{-}5)$$

其中, PY, I_1, I_2, TC, RE 表示不同种群类型, $\sigma_1, \sigma_2, \sigma_3, \sigma_4, \sigma_5$ 为不同的时间尺度, $h_{PY}, h_{I_1}, h_{I_2}, h_{TC}, h_{RE}$ 为外部输入. $C_i\,(i=1,2,\cdots,9)$ 是神经元集群之间的耦合连接强度. $U_1(t)$ 和 $U_2(t)$ 是靶向 RE 和 TC 的刺激, $f(\cdot)$ 和 $g(\cdot)$ 是传递函数 [43, 44], 可以表示为

$$f(x) = \frac{1}{1 + \varepsilon^{-x}}, \quad (8\text{-}6)$$

$$g\left(y\right)=ay+b, \tag{8-7}$$

其中, $x=\mathrm{PY},I_1,I_2,y=\mathrm{TC},\mathrm{RE}.$ ε 和 a 分别决定了两个传递函数的陡度, b 是一个常数. 此外, 除非另有说明, 我们模拟中的模型参数值与以前的研究一致. 将新参数设置在合理范围内以研究癫痫发作的动力学转迁行为, 详情可参见表 8.1.

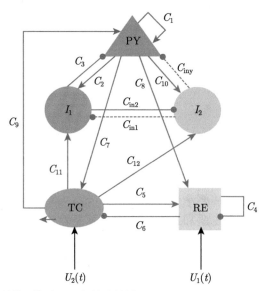

图 8.1　模型的拓扑结构, 模型由兴奋性锥体神经元 (PY)、不同时间尺度的抑制性中间神经元 (I_1,I_2)、丘脑中继核 (TC)、丘脑网状核 (RE) 组成

蓝线表示谷氨酸受体的兴奋性投射, 红实线和红虚线分别表示 $\mathrm{GABA_A}$ 和 $\mathrm{GABA_B}$ 介导的抑制性投射. $U_1\left(t\right)$ 和 $U_2\left(t\right)$ 分别表示对 RE 和 TC 施加的外部电刺激

表 8.1　主要模型参数的简要说明和取值

参数	取值	参数	取值	参数	取值
h_{PY}	-0.3	ε	250000	C_8	2
h_{I_1}	-3.4	a	2.8	C_9	1
h_{I_2}	-2	b	0.5	C_{10}	2
h_{TC}	-2.5	C_1	1.8	C_{11}	0.1
h_{RE}	-4.5	C_2	4	C_{12}	0.05
σ_1	26	C_3	1.5	C_{in1}	0.1
σ_2	32.5	C_4	0.1	C_{in2}	0.3
σ_3	30	C_5	8	C_{iny}	0.1
σ_4	26	C_6	1		
σ_5	26	C_7	2		

本章在 MATLAB (MathWorks, USA) 仿真环境下, 采用标准四阶龙格-库塔积分法求解微分方程. 积分时间窗口设置为 30s. 然后对每个皮质神经元种群的时间序列取平均值, 用于数据分析, 即 $(PY + I_1 + I_2)/3$. 通过计算 $(PY + I_1 + I_2)/3$ 随分岔参数逐渐变化的稳定局部极小值和极大值, 绘制出了分岔图. 同时, 使用延续包 XPPAUTO (可从 http://www.math.pitt.edu/bard/xpp/xpp.html 获得), 对一些典型的状态转迁进行了动力学分析. 此外, 利用快速傅里叶变换得到功率谱密度, 并将最大峰值频率定义为振荡的主频.

8.3　主要结果讨论

8.3.1　星形胶质细胞功能紊乱

在中枢神经系统中, 有许多类型的细胞能够表达谷氨酸载体, 如星形胶质细胞和神经元 [364]. 只有当谷氨酸溢出时, 神经元载体才能发挥作用. 也就是说, 星形胶质细胞摄取谷氨酸是细胞间隙清除谷氨酸的主要途径 [364,365]. 星形胶质细胞的摄取能力越弱, 神经元需要承受的摄取能力越强, 耦合连接就会越强. 此外, 电生理实验表明, 癫痫是由皮质和丘脑回路之间异常的信息交换引起的 [283,366]. 在我们的模型中, 我们认为皮质子网络和丘脑子网络之间的连接主要是由谷氨酸受体介导的 [367]. 受此启发, 在本节中, 我们提供了星形胶质细胞参与癫痫发作的一种可能性, 并致力于研究星形胶质细胞功能障碍引起的转迁动力学. 或者说, 我们主要研究从 PY 到 TC 的兴奋型投射强度 C_7 的影响.

首先, 我们设置 $C_{11} = 0.1$, 其余参数与表 8.1 一致. 分岔参数 C_7 变化时, 丰富的放电模式可以被捕获. 星形胶质细胞的功能越强, 神经元吸收的谷氨酸就越少, 也就是说, C_7 越小, 大脑就会出现强直性振荡 (即 IV). 如果星形胶质细胞功能正常, 系统会呈现正常的低饱和状态 (即 II), 但当星形胶质细胞功能受到抑制或破坏时, 神经元吸收的谷氨酸超过正常值, 系统会出现 SWD 振荡 (即 III). 随着吸收的进一步增加, 系统会由 SWD 过渡到低频阵挛性振荡 (即 V). 如果谷氨酸大量积累, 神经元会过度兴奋, 系统则会转迁到高饱和状态 (即 I). 在图 8.2 的下面板中可以观察到各种放电模式的振荡主频, 不同放电模式的时间序列如图 8.5 所示.

其次, 不失一般性, 我们展示了对应于图 8.2(b) 的六种状态转迁的动力学分岔图 (图 8.3). 对于较小的 C_7 (即 $C_7 < 0.24$), 系统存在一个由不稳定不动点和一个稳定极限环组成的单稳态区域. 因此, 所有的仿真结果会收敛到稳定极限环, 系统表现出强直性振荡. 然后, 强直性振荡消失, 低饱和状态出现在超临界霍普夫分岔 (即 HB1) 之后. 接下来, 随着 C_7 的进一步增加, 系统依次经历了极限环折叠分岔 (LPC1) 和亚临界霍普夫分岔 (HB2), 系统进入到一个双稳区域 (即 $1.69 \leqslant C_7 \leqslant 2.16$). 当 $2.16 \leqslant C_7 \leqslant 3.47$ 时, 系统处于单稳态, 直到出现亚临界

霍普夫分岔 (HB3). 紧接着系统转到第二个双稳区 (即 $3.47 \leqslant C_7 \leqslant 5.01$). 最后, 由于第四个极限环折叠分岔 (LPC4) 的存在, 仿真结果收敛到稳定的高饱和状态. 此外, 值得注意的是, 在我们的模拟中, 初始值被设置为 $[0,0,0,0,0]$. 在上述两个双稳区域中, 系统的初始值靠近稳定极限环的吸引域, 因此系统将收敛于周期振荡 (图 8.2(b)).

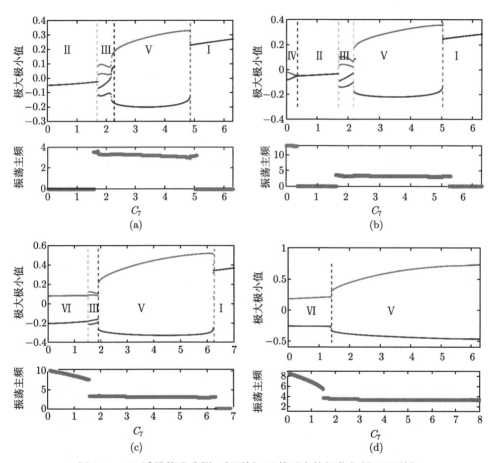

图 8.2　C_7 诱导的分岔图 (上面板) 及其对应的振荡主频 (下面板)

当 C_{11} 分别被设为 (a)0.02, (b)0.1, (c)0.5 和 (d)1. 可以观察到六种放电模式, 如 I(高饱和状态)、II(低饱和状态)、III (SWD)、IV(强直性振荡)、V(低频阵挛性振荡)、VI(高频阵挛性振荡). 状态 I 和状态 II 的主频率为 0Hz, 状态 III 和状态 V 的主频率为 $2 \sim 4$Hz, 状态 VI 的主频率为 $5 \sim 10$Hz, 状态 IV 的主频率高达 13Hz. 这说明如果星形胶质细胞功能正常, 系统会呈现正常的低饱和状态, 但当星形胶质细胞功能受到抑制或破坏时, 神经元吸收的谷氨酸超过正常值, 系统就会出现棘慢波振荡. 如果谷氨酸大量积累, 神经元会过度兴奋, 系统则会转迁到高饱和状态

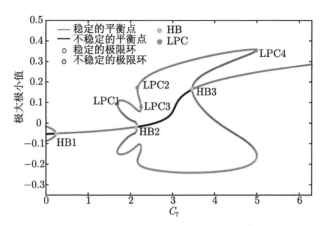

图 8.3　图 8.2(b) 中状态转迁对应的动力学分岔解释

随着 C_7 的增加, 系统依次经历了超临界霍普夫分岔 (HB1)、极限环折叠分岔 (LPC1)、亚临界霍普夫分岔 (HB2)、LPC2、LPC3、亚临界霍普夫分岔 (HB3) 和 LPC4. 对应的放电模式依次为：强直性振荡、低饱和放电、棘慢波放电、低频阵挛性振荡以及高饱和放电

　　然后, 考虑到神经网络的复杂性, 我们给出了当 C_{11} 分别被设置为 0.02 (图 8.2(a))、0.5(图 8.2(c))、1(图 8.2(d)) 时, C_7 引起的动力学转迁现象. 如果 $C_{11} = 0.02$, 强直性振荡会消失. 而对于较大的 C_{11}, 系统可表现出高频阵挛 (即 VI), 其主频率在 5 ∼ 10Hz(图 8.2(c)). 最后探究了 C_7 和 C_{11} 的协同作用, 我们在图 8.4 绘制了系统的状态区域分布图和主频演化图, 从图中可以看到丰富的放电

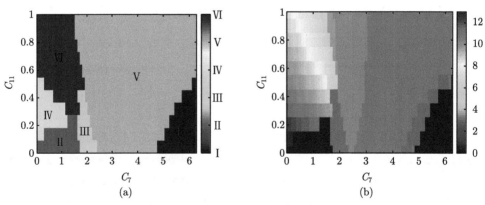

图 8.4　不同放电状态 (a) 和相应的振荡主频在双参数平面上 (C_7, C_{11}) 的分布 (b)

可以观察到高饱和状态 I、低饱和状态 I、SWD 状态 III、强直性振荡状态 IV、低频阵挛性振荡状态 V、高频阵挛性状态 VI. 此外, I 和 I 的主频率为 0Hz, III 和 V 的主频率为 2 ∼ 4Hz, VI 状态的主频率为 5 ∼ 10Hz, IV 状态的振荡主频大于 10Hz. 这表明癫痫可以通过调节星形胶质细胞对谷氨酸的摄取能力来控制

状态, 如 I(高饱和状态), II(低饱和状态), III (SWD), IV(强直性振荡), V(低频阵挛性振荡), VI(高频阵挛性振荡). 随着前馈抑制连接强度的增强, SWD、强直性振荡和饱和状态将会消失. 此外, 状态 I 和 II 的主导频率为 0Hz, 状态 III 和 V 的主导频率在 $2 \sim 4$Hz, 状态 VI 的主导频率位于 $5 \sim 10$Hz, 而状态 IV 的主导频率大于 10Hz. 这表明癫痫可以通过调节星形胶质细胞对谷氨酸的摄取能力来得到控制.

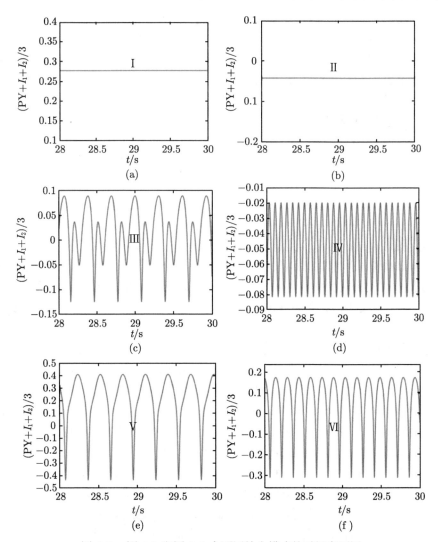

图 8.5 图 8.2 和图 8.4 中不同放电模式的时间序列图

(a) 高饱和状态, $(C_7, C_{11}) = (6, 0.1)$; (b) 低饱和状态, $(C_7, C_{11}) = (1, 0.1)$; (c) SWD, $(C_7, C_{11}) = (2, 0.1)$; (d) 强直性振荡, $(C_7, C_{11}) = (0.02, 0.1)$; (e) 低频阵挛性振荡, $(C_7, C_{11}) = (2, 1)$; (f) 高频阵挛性振荡, $(C_7, C_{11}) = (1, 1)$

8.3.2　单脉冲刺激

RE 作为丘脑的门控器, 是丘脑皮质回路的重要组成部分, 在激活失神癫痫的发作中起着极其重要的作用. 有文献报道 RE 参与强直性发作和阵挛性发作 [367,368], 不同类型的发作对应不同程度的 RE 兴奋性. 据估计, 1/3 的癫痫患者难以获得良好的抗癫痫药物治疗.

手术切除仅对少数患者是较好的治疗选择. 在抗癫痫药物研究领域中, 寻找新的治疗方法仍然是一个迫切的问题. Taylor 等 [369] 发现单脉冲刺激可以诱导正常状态和癫痫状态之间的转换, 并进一步研究了刺激对 SWD 产生和消除的影响. Ge 等基于脑皮质计算模型提出了一种鲁棒的 SWD 闭环控制. Wang 等 [67] 尝试了不同的刺激策略去控制癫痫发作, 包括深部脑刺激 (deep brain stimulation, DBS)、1 : 0 间歇重置刺激 (coordinated reset stimulation, CRS) 和 3 : 2 CRS, 认为单脉冲刺激可以提前终止癫痫发作. 虽然这些方法都是基于理论模型的尝试, 但对临床治疗方向有一定的科学启示. 因此, 在本节中, 我们将重点讨论不同的刺激策略作用于 RE 后系统的模式转迁.

首先, 我们探讨当系统处于病理状态时单脉冲刺激的影响. 显然, 当系统最初处于 SWD 状态时, 在 $t = 10\text{s}$ 向 RE 施加单脉冲刺激, 我们可以捕捉到丰富的模式转迁 (图 8.6(a)). 对 RE 施加负刺激输入可诱发低频阵挛性振荡和高饱和状态. 反之, 当刺激输入为正时, 随着刺激强度的增加, SWD、低饱和状态和强直性振荡状态依次出现. 相应的振荡主频和具体的时间序列也绘制在图 8.6(a) 和图 8.6(b) 中. 进一步, 如果我们设置系统的初始状态为强直性振荡, 结果显示强直性振荡可以转迁为高饱和状态、低频阵挛性状态、低饱和状态, 甚至振幅逐渐增大的强直性振荡 (图 8.6(c) 及 (d)). 当系统的初始态为低频阵挛性振荡时, 其结果与初始状态为 SWD 时类似, 可以产生五种放电模式 (图 8.6(e) 和 (f)). 为了便于观察, 我们也展示了每种动力学转迁对应的时间序列图, 如图 8.6(b), (d) 和 (f) 所示.

为了获得更多的动力学细节, 我们探究了与图 8.6(e) 中状态转换相对应的动力学分岔分析 (图 8.7). 当 $A_{\text{sps}} < -1.22$ 时, 系统是由稳定不动点组成的单稳区域, 所以系统最终会收敛到稳定的高饱和状态. 而当 $-1.22 \leqslant A_{\text{sps}} \leqslant -0.44$ 时, 系统跳到极限环折叠分岔 (LPC1) 和亚临界霍普夫分岔 (HB1) 之间的第一个双稳区域. 随着 A_{sps} 的增加, 系统依次经历 LPC2、LPC3、倍周期分岔 (PD$_1$) 和亚临界霍普夫分岔 (HB2). 但系统始终处于单稳态区域 (即 $-0.44 \leqslant A_{\text{sps}} \leqslant 1.2$). 之后, 在亚临界霍普夫分岔 (HB2) 和 LPC4 之间出现了第二个双稳态区域. 最后, 由于超临界 Hopf 分岔 (HB3) 的出现, 参数区间变成单稳态区域, 故而系统处于强直性振荡. 同样, 在上述两个双稳区域中, 初始值都接近稳定极限环附近的分隔线一侧, 所以系统会呈现周期性振荡 (图 8.6(e)).

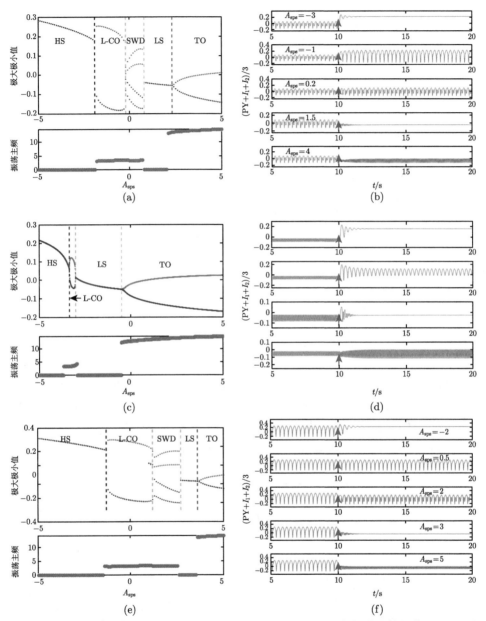

图 8.6 当系统最初处于 SWD (a), (b)、强直性振荡 (c), (d) 和低频阵挛性振荡 (e), (f) 时，在 $t = 10$s 时用单脉冲刺激来刺激 RE 后的分岔图 (上面板 (a)、(c) 和 (e))，相应的振荡主频 (下面板 (a)、(c)、(e)) 和给定刺激强度的时间序列 (b)、(d)、(f)

为了清晰起见，图中缩写的意思分别为：TO (强直性振荡)、SWD(棘慢波放电)、LS (低饱和放电)、HS (高饱和放电)、L-CO (低频阵挛性放电) 和 A_{sps}(单脉冲刺激的刺激强度)

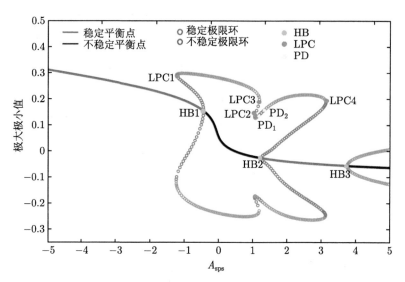

图 8.7　图 8.6(e) 中放电模式转迁对应的动力学分岔分析

随着 A_{sps} 的增加, 系统依次经历了极限环折叠分岔 (LPC5)、亚临界霍普夫分岔 (HB1)、LPC2、LPC3、倍周期分岔 (PD$_1$)、亚临界霍普夫分岔 (HB2)、PD$_2$、LPC4 和超临界霍普夫分岔 (HB3). 对应的放电模式分别为: 高饱和放电、低频阵挛性放电、棘慢波放电、低饱和放电及强直性振荡

其次, 以类似的研究方式, 我们关注系统处于稳定饱和状态时的动力学转迁行为. 可见, 单脉冲刺激可以抑制或诱发病理性放电模式. 当在 $t = 10\text{s}$ 时单脉冲刺激 RE, 低饱和状态可向高饱和状态、低频阵挛状态、低饱和状态和强直性振荡转迁, 而高饱和状态只能转迁到其自身、低频阵挛性振荡和 SWD (图 8.8).

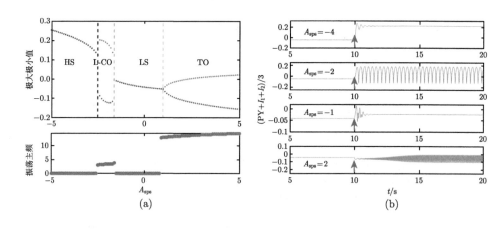

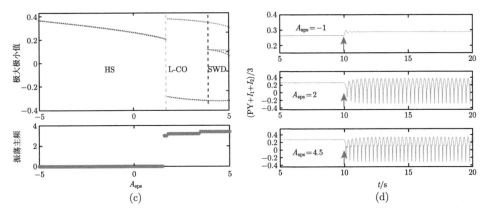

图 8.8 当系统初始态处于低饱和放电 (a), (b) 和高饱和放电时 (c), (d), 用单脉冲刺激 RE 后系统的分岔图 (上面板 (a), (c)) 和相应的振荡主频演化图 (下面板 (a), (c)), 以及给定刺激强度后的时间序列 (b), (d). 同样, HS(高饱和状态)、L-CO(低频阵挛性振荡状态)、LS(低饱和状态)、TO(强直性状态)、SWD、刺激强度 (A_{sps}) 在每张图中用文本标签表示

最后, 为了系统地研究系统的初始状态和单脉冲刺激强度对状态转迁的影响, 我们在双参数平面上, 绘制出了单脉冲刺激作用于 RE 后系统呈现出的不同的放电状态 (图 8.9(a)) 和相应的主频 (图 8.9(b)). 可以看到, 有五个不同的区域代表不同初始状态下的不同刺激效果, 分别表示为 I (高饱和状态), II (低饱和状态), III (SWD), IV (强直性), V(低频阵挛性). 具体来说, 当 $C_7 \leqslant 1.7$ 时, 状态 I、V、II、和 IV 会随着刺激强度的增加而相继出现. 对于较大的 C_7, 即 $1.7 \leqslant C_7 \leqslant 3.3$

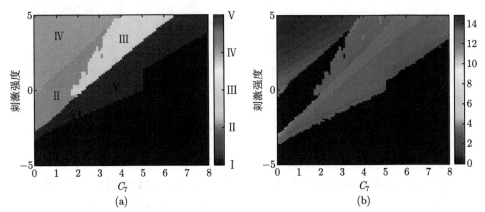

图 8.9 当系统处于不同初始状态时对 RE 进行单脉冲刺激后的 (a) 放电状态和 (b) 振荡主频

可以观察到 I(高饱和状态)、II(低饱和状态)、III (SWD)、IV(强直性)、
V(低频阵挛性) 等丰富的放电状态. 状态 I、II 的主频率为 0Hz, 状态 III、
V 的主频率为 2 ~ 4Hz, 状态 IV 的主频率接近 14Hz

时, 系统可以呈现 SWD 模式. 另外, 当 C_7 在 3.3 和 4 左右时, 状态 II 和状态 IV 会相继消失. 最后, 当 $C_7 \geqslant 6.5$ 时, 我们只能观察到 I 和 V 两种状态.

8.3.3　深部脑刺激

DBS 已发展成为治疗帕金森病、特发性震颤及癫痫等神经和精神疾病的有效手段之一. 在本节中, 我们将重点讨论 DBS 控制策略对失神癫痫的影响. 同样, 我们对 RE 进行刺激, 并采用经典的周期阶跃函数模拟 DBS. 这里, A_{DBS}, ρ 和 δ 分别表示刺激的幅度、周期和脉冲宽度, 我们设 $\rho = 0.1$.

显然, DBS 可以很好地控制失神癫痫. 在参数平面 $(A_{\mathrm{DBS}}, \delta)$ 上可以发现 5 种不同的放电模式, 分别表示为 I (高饱和状态)、II(低饱和状态)、III (SWD)、IV (强直性) 和 V (低频阵挛性). 具体来说, 如果我们用正的刺激强度刺激 RE, 则初始状态 (即 SWD) 可以先控制为低饱和状态, 然后随着 A_{DBS} 和 δ 的增加, 系统出现强直性振荡 (图 8.10). 然而, 如果 DBS 刺激为负, 系统将由 SWD 过渡到低频阵挛性振荡, 然后再过渡到高饱和状态. 当然, 为了尽可能地降低刺激的副作用, 从图 8.10 中 II 区选取参数是可以考虑的. 此外, 我们还具体地展示了图 8.10 中每个区域的时间序列图 (图 8.11). 如 SWD 到低频阵挛性振荡, SWD 到高饱和状态, SWD 到低饱和状态, 以及 SWD 到强直性振荡 (图 8.11).

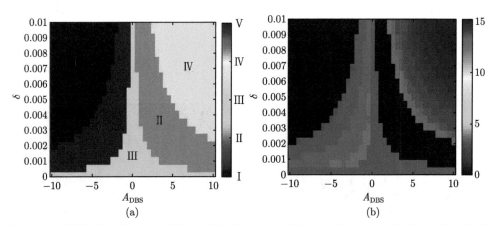

图 8.10　系统初始处于 SWD 状态时, 我们在 $t = 10\mathrm{s}$ 靶向 RE 施加 DBS 后的 (a) 放电类型和 (b) 振荡主频

其中 I(高饱和状态)、II(低饱和状态)、III (SWD)、IV(强直性振荡)、V(低频阵挛性振荡). 状态 I 和状态 II 的主频率为 0Hz, 状态 III 和状态 V 的主频率在 2Hz 和 4Hz 之间, 状态 IV 的振荡主频介于 13Hz 和 15Hz 之间

8.3.4　间歇重置刺激

考虑到单脉冲刺激和 DBS 的副作用, 我们在此进一步探讨 3 : 2 CRS 刺激策略对失神癫痫的控制效果, 这是一种更有效、更安全的调控策略. 刺激靶点为 TC

和 RE. 此外, 为了比较不同刺激策略的效果, 我们首先引入了两个定性可测指标. 一是失神癫痫发作区域的减少百分比 (即 η), 其描述如下:

$$\eta = \frac{N_1 - N_2}{N_1}, \tag{8-8}$$

其中, N_1, N_2 表示在对刺激目标实施 CRS 前后 SWD 在二维参数平面 (C_7, C_{11}) 上所占的网格数. 二是电流消耗, 可以表示为

$$I_{\text{current}} = \frac{1}{\sqrt{N}} \left\| I_{\text{stim}}\left(t\right) \right\|_2, \tag{8-9}$$

式中, $I_{\text{stim}}\left(t\right)$, $\|\cdot\|_2$ 和 N 分别表示刺激 (RE, TC) 的刺激强度、2 范数和总时间步长.

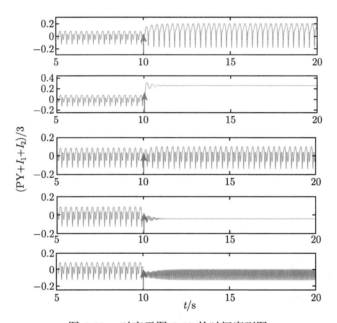

图 8.11 对应于图 8.10 的时间序列图

其中红色箭头表示 DBS 是在 $t = 10\text{s}$ 时加入的. 从上到下依次为: 当 $A_{\text{DBS}} = -5, \delta = 0.001$ 时, SWD 可转变为低频阵挛性发作; 当 $A_{\text{DBS}} = -7, \delta = 0.006$ 时, SWD 可转变为高饱和状态; 当 $A_{\text{DBS}} = 1, \delta = 0.001$ 时, 系统保持 SWD 状态; 当 $A_{\text{DBS}} = 5, \delta = 0.002$ 时, SWD 可转变为低饱和状态; 当 $A_{\text{DBS}} = 5, \delta = 0.006$ 时, SWD 可转变为强直性振荡. 通过调节刺激的幅度和脉冲宽度, 可将 SWD 控制为正常或其他病理性放电行为

这里, 我们设置刺激的频率和脉冲宽度为 100Hz 和 0.001s. 由于电荷积累会对患者产生副作用, 所以我们首先对 RE 采用阳极脉冲刺激, 对 TC 采用阴极脉冲刺激. 例如, 选取刺激强度为 $(0.4, -0.4)$ (图 8.12(b)). 随着刺激幅度的增大, SWD 面积减小 (图 8.13(a)). 另外, 考虑对 RE 施加负脉冲刺激, 对 TC 施加

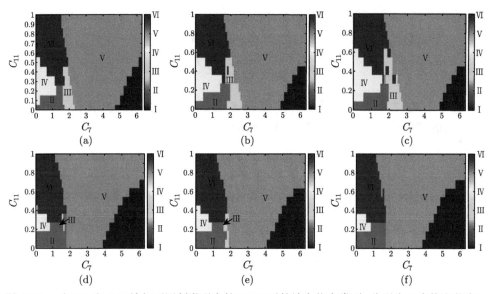

图 8.12 对 RE 和 TC 施加不同刺激强度的 CRS 后的放电状态类型, 分别为 I(高饱和状态)、
II(低饱和状态)、III (SWD)、IV(强直性状态)、V(低频阵挛性放电状态)、
VI(高频阵挛性放电状态)

这些典型的二维平面图表明, CRS 可以很好地控制 SWD. 数值模型表明 (−0.7, 0.7) 是 CRS 治疗失神癫痫最
有效的策略

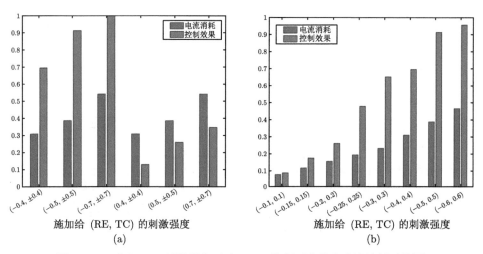

图 8.13 不同 CRS 刺激强度下对 SWD 控制百分比和电流消耗对比图

适用于 RE 的刺激可以是正的, 也可以是负的 (a), 而在 (b) 中, 它只是负的. 从柱状图可以看出,
刺激强度越大, 控制效果越好, 但消耗的能量也越来越多

正脉冲刺激, 当刺激强度为 $(-0.7, 0.7)$ 时, 控制效果会大大提高, 甚至达到 100% (图 8.12(f)). 然后, 我们进一步验证了刺激幅度越大, 控制效果越好 (图 8.13(b)). 最后, 我们展示了相同极性的刺激作用于靶点后的控制效果 (图 8.12(c) 和 (e)). 虽然这种方式也可以控制 SWD, 但电荷的累积会对患者造成一定的伤害. 因此, 我们认为 $(-0.7, 0.7)$ 是治疗失神癫痫更为有效的策略.

8.4 本 章 小 结

在癫痫模型中, 星形胶质细胞的改变在癫痫持续状态后的早期就发生了, 这表明它们在癫痫发生过程中起着至关重要的作用 [327]. 功能失调的星形胶质细胞应被视为有希望的癫痫治疗的靶点. 我们通过对经典的 Taylor 神经场模型进行修正, 展现了星形胶质细胞功能障碍可诱导系统产生丰富的转迁动力学. 如果星形胶质细胞功能正常, 系统将展示正常的低饱和状态. 然而, 当星形胶质细胞的功能受到抑制或过度兴奋时, 会出现 SWD、强直性、阵挛性等病理性脑电波. 本章研究结果也突出了星形胶质细胞可进一步作为失神癫痫的治疗靶点.

虽然单脉冲刺激在过去的几年里得到了改善, 但其机制还不完全清楚. 同时, 考虑到 RE 的重要作用, 这里我们具体地呈现了当系统处于不同初始状态时, 随着靶向 RE 的刺激强度的增加, 系统可以表现出丰富的动力学转迁行为. 我们发现, 单脉冲刺激不仅可以抑制, 而且可以诱导病理的放电模式. 结果表明, DBS 可以通过调节刺激的幅度和脉冲宽度来控制失神癫痫. 此外, 我们还研究了另一种更安全、更流行的刺激策略, 即 $3:2$ on-off CRS. 我们的研究结果表明, 随着刺激幅度的增加, 对 SWD 的控制效果将大大提高. 但是, 在今后的工作中, 通过理论模型得到的结果还需要与医学实验和临床实践进行比较.

值得注意的是, 我们只研究了星形胶质细胞的特定功能对神经网络病理结构的影响, 下一步的工作需要逐步建立单个的中间神经元、锥体神经元和星形胶质细胞耦合模型及多尺度网络模型, 这将有助于进一步了解失神癫痫等疾病的异常同步放电机制, 并且更深入地探究星形胶质细胞是如何参与癫痫的产生、传播与终止.

第 9 章　基于婴儿癫痫临床脑电数据的建模及预测

　　婴儿癫痫是小儿时期常见的一种病因复杂的、反复发作的神经系统综合征.本章首先提取和识别了临床上婴儿癫痫脑电的非线性动力学特征, 然后构造了患者的癫痫动力学模型, 再确定其不同电极通道探测位置与主要脑区结构分布上的对应关系, 最后搭建了患者癫痫神经网络突触连接的主要拓扑构形. 基于此结构网络, 分别选取患者 40s 的 EEG 计算相关系数, 确定 32 个不同电极通道之间的相关性, 建立了符合患者癫痫发作生理意义的网络数学模型. 数值模拟结果显示, 模型再现了患者癫痫的脑电活动的主要表征, 并验证了模型的鲁棒性. 研究发现突触可塑性和外界兴奋刺激都可以影响到癫痫发作的严重程度和持续时长.

9.1　引　　言

　　一般认为 1 岁以内患病率最高, 其次为 1~10 岁, 以后逐渐降低. 婴儿癫痫, 常发于儿童时期, 具有显著的遗传倾向. 常体现为短暂的、单纯的部分性面部偏侧运动型发作, 表现为异常的单侧面肌、口唇等的短暂性强直或者阵挛抽动. 一般来说, 癫痫发作是由大脑神经元的异常高度同步放电导致的, 其中儿童癫痫的发病症状与致痫灶的位置、年龄及所处环境等有关. 儿童癫痫患者起初可能是小发作, 但随着年龄的增大, 癫痫症状会发生改变, 有些患者的癫痫样症状会演化为癫痫大发作, 而有些患者的病态癫痫样症状即便没有医学干预也可能会逐渐减轻甚至消失.

　　目前, 人们对预测癫痫发作的研究, 依赖于癫痫发作逐渐过渡的假设, 病情从大脑的一个区域扩散到其他区域. 另外, EEG 数据的记录也需要以此为假设进行采集搜取. 尽管现在这种假设不被广泛认可, 但是由此建立起来了许多有效的数据处理和预测工具依旧被广为传用. 根据现象建立的动力学模型可以进一步了解机制和原理, 提供更多的病症表现, 提高疾病的可预测性和预测的正确性. 找到一个合理的癫痫病症的动力学模型是癫痫学者目前最主要的目标.

　　当前已有许多比较成功的癫痫数学模型. 近年来, 根据以下几个猜想, Mazen Alamir 等建立了能够合理再现实验现象的癫痫模型: 大脑是一个相互耦合连接的振子系统, 癫痫的发作是大脑神经活动的异常同步行为.

　　(1) 没有患病时, 同步和不同步之间的关系是平衡的.

(2) 用于连接振子的突触强度和兴奋性信号的振幅与频率不同, 可以有若干个吸引子.

(3) 正常的稳态和短期可塑性状态在突触强度方面可视为两个不同的吸引子.

(4) 诱发癫痫发作的特征是从异常低的突触阈值转迁到短期可塑性.

(5) 癫痫可以由文献 [370] 中所述的峰串诱发. 当突触强度高于阈值时, 就会产生高强度耦合的短期可塑性, 从而导致癫痫发作.

此动力学模型的具体表达形式如下:

$$\dot{x}_i(t) = -\omega y_i(t) - z_i(t) + \sum_{j=1, j \neq i}^{N} \left[\varepsilon_{ji}(\eta)(x_j(t) - x_i(t)) \right] + x_d(t - \tau_i), \quad (9\text{-}1)$$

$$\dot{y}_i(t) = \omega x_i(t) + \alpha y_i(t), \quad (9\text{-}2)$$

$$\dot{z}_i(t) = b + z_i(t) \cdot [x_i(t) - \gamma], \quad (9\text{-}3)$$

其中, $x_i(t)$ 描述 EEG 中的每个分部的量, 因此

$$V_{\text{EEG}} = \sum_{j=1, j \neq i}^{N} \lambda_i \cdot x_i, \quad (9\text{-}4)$$

其中, $x_i(t), y_i(t)$ 是振子的两个内部状态变量. 系数 λ_i 是大脑不同区域在感应器的相对位置.

$$\varepsilon_{ji}(\eta)(x_j(t) - x_i(t)) \quad (9\text{-}5)$$

是分部 j 到分部 i 的耦合项, 其中的

$$\varepsilon_{ji} = \varepsilon_{ji}^{\min} + \varepsilon_{ji}^{0} \cdot \eta, \quad (9\text{-}6)$$

$\varepsilon_{ji}^{\min}$ 和 ε_{ji}^{0} 是常数, η 是突出强度. 去同步信号 $x_d(t)$ 对分部 i 的作用力表示为

$$\dot{x}_d(t - \tau_i), \quad i = 1, \cdots, N, \quad (9\text{-}7)$$

时滞为 τ, 文献 [371] 中取值为

$$x_d(t) = A_d \sin\left(\frac{2\pi t}{T_d}\right); \quad \tau_i = \frac{2i\pi}{N}, \quad (9\text{-}8)$$

突触可塑性的动力学模型为

$$\dot{h} = (1 - h) \cdot [a_1(h - h_{\text{eq}})(h - h_{\text{th}}) + b_1 u_{\text{exc}}], \quad (9\text{-}9)$$

$$\dot{h}_{\text{eq}} = -a_2 h_{\text{eq}} + b_2 (h - h_{\text{eq}}), \tag{9-10}$$

其中, a_i, b_i 都是正系数, $i = 1, 2$.

基于此, 本章将根据 Mazen Alamir 等建立的癫痫病症的动力学模型, 结合临床测量得到的婴儿癫痫 EEG 数据, 确定所测 EEG 不同通道之间的连接矩阵, 建立与实验数据相对应的突触可塑性癫痫模型, 并系统地研究外界刺激及突触可塑性阈值在模型中发挥的作用.

9.2　Alamir 模型方法

大脑皮质包含的很多神经元在某种程度下会呈现出有规律的同步放电节律. 一般会在头皮上放置成对的电极, 这样可以采集到深层皮质的电位变化. 所以通常的脑电图记录的即为分布在电极周围的大量的神经元的总电位活动. 脑电图信号由于受到大脑皮质状态的影响, 因此可以反映不同睡眠阶段的特征变化, 并且可以用于诊断一些疾病.

现在, 临床医生广泛采用的是标准电极安放法, 电极序号为奇数说明记录的是左侧的信号, 反之则为右侧. 这种安放法是国际脑电学会所推荐的, 一般用 FP, Z, FZ, CZ, PZ, O, T, A 分别代表额极、中线电极、额、中央点、顶点、枕点、颞点及耳垂电极. 被检对象一般是坐位或者卧位. 电极是靠电极帽固定在被检对象的头皮特定部位的. 电极帽的材料通常为火棉胶、松紧带或者橡皮条. 一般来讲, 需要用丙酮等擦洗电极安置部位, 这样可以减小头皮阻抗. 然后可以借助导线将电极连接到目标脑电图记录仪. 此外, 通常同时会有 8, 12, 16, 20 或者 32 条曲线图被记录.

本章采用的是得克萨斯大学西南医学中心提供的 32 个电极通道的数据, 其记录了 2000s 长的婴儿癫痫患者的 EEG 数据, 其中一个通道为参考通道, 因此采用其他 31 个通道的数据进行分析建模. 图 9.1(a) 和 (b) 给出了两段癫痫发作时期的前四个通道的 EEG 数据, 可以看出, 发作时期大致持续 10s, 两次癫痫发作间歇时间也是 10s 左右. 考虑到 EEG 数据记录环境中噪声等因素的影响, 数据分析前先对数据进行预处理, 把原始数据光滑化、理想化. 本章拟采用傅里叶曲线拟合, 研究中我们分别用 1 阶、2 阶、3 阶傅里叶逼近来拟合曲线. 发现 2 阶傅里叶级数展开足以满足我们对拟合数据的期望, 所以书中的数据都是经过 2 阶傅里叶拟合处理. 图 9.2(a) 和 (b) 给出了 31 个通道的 EEG 数据, 可以看出数据存在噪声污染, 会严重影响到数据的准确性. 但是, 经过傅里叶曲线拟合后的数据明显光滑连续, 而且又很好地拟合了原始数据, 如图 9.2(c), (d) 所示. 据此拟合后的数据计算 31 个通道之间的相关系数, 它们之间都是相互联系的, 但是相关性强度不同, 模型中如果系数大于 0.85, 就视为通道之间是强连接的, 可以归

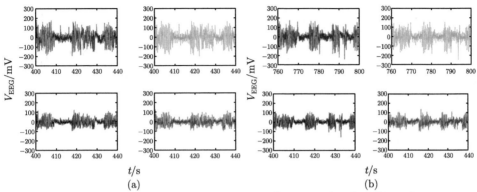

图 9.1　(a) 前四个通道记录在 $400 \sim 440\text{s}$ 的 EEG 数据. (b) 前四个通道记录在 $760 \sim 800\text{s}$ 的 EEG 数据

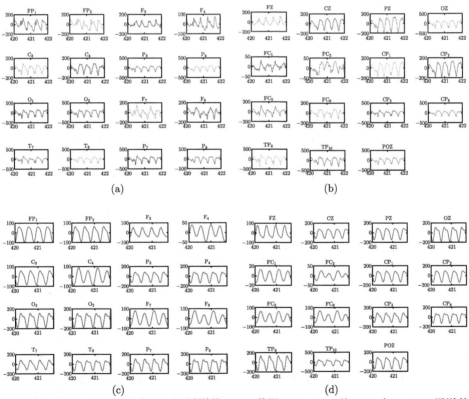

图 9.2　(a) 420s 到 422s 内, 1~16 通道的 EEG 数据. (b) 420s 到 422s 内, 17~31 通道的 EEG 数据. (c) 420s 到 422s 内, 1~16 通道的 EEG 数据的傅里叶拟合数据. (d) 420s 到 422s 内, 17~31 通道的 EEG 数据的傅里叶拟合数据

在一个强连通区域. 第 420~460s 的数据拟合后计算相关系数得到了图 9.3 中所示的连接结构图. 在这组 EEG 数据中, 可以把 31 个通道分为四个部分, 如图 9.4 所示: $A_1 = [1, 5, 7, 9, 11, 13, 15, 21, 25, 27, 29, 31]$; $A_2 = [2, 3, 4, 7]$; $A_3 = [6, 12, 14, 16, 26, 28, 30]$; $A_4 = [8, 10, 18, 19, 20, 22, 23, 24]$. 至此, 可以得到这 31 组 EEG 数据的数学模型如下:

$$\dot{x}_i(t) = -\omega y_i(t) - z_i(t) + \sum_{j \in A_k, j \neq i} \left[\varepsilon_{ji}(\eta)(x_j(t) - x_i(t)) \right] + x_d(t - \tau_i), \quad i \in A_k,$$

$$(9\text{-}11)$$

$$\dot{y}_i(t) = \omega x_i(t) + \alpha y_i(t), \tag{9-12}$$

$$\dot{z}_i(t) = b + z_i(t) \cdot [x_i(t) - \gamma], \tag{9-13}$$

$$V_{\text{EEG}} = \sum_{j=1, j \neq i}^{N} \lambda_i \cdot x_i. \tag{9-14}$$

图 9.3　31 个通道之间的相关系数大于 0.85 的连接图

为了确定模型中的部分可调参数, 图 9.5(a)~(f) 分别给出了不同兴奋性刺激大小 U_{exc} 和刺激持续时间 T 下模型的突触强度. 以下本章选用 $U_{\text{exc}} = 8$ 和 $T = 90$, 无特殊说明, 所用参数值见表 9.1.

考虑到癫痫是由于一小部分神经元集群的同步放电. 生物电会首先经过生理传导性通路扩散, 然后影响到相邻或者较远距离的脑区. 因此 EEG 数据的同步性测量是研究的主要方式. 为了进一步衡量系统同步性程度, 引入一个同步指标称为 "等时性相关矩阵", 主要是通过计算移动的时间窗口内的数据来分析其同步性. 具体来说, 假设 $X_i(t_k)$ 是 M 个通道的时间序列, $t_k = k\tau$ 是同步的检测时刻, 那么对于一个时间中心为 τ_c 的时间窗口 $N_m \tau$, 矩阵 C 的元素 C_{ij} 由下式定义

$$C_{ij}(t_c) = \frac{1}{N_m} \sum_{k \in T(t_c)} \left[\tilde{X}_i(t_k) \tilde{X}_j(t_k) \right], \tag{9-15}$$

$$\tilde{X}_i(t_k) = \frac{X_i(t_k) - \bar{X}_i(t_k)}{\sigma_i}, \tag{9-16}$$

其中, $T(t_c)$ 是中心时刻为 t_c 的时间窗口集合, N_m 是集合的个数. $\bar{X}_i$ 和 σ_i 分别为时间窗口内数据的平均值和标准差. 基于以上定义, 实对称矩阵 C 的实部特征值 $\lambda_1 \leqslant \lambda_2 \leqslant \cdots \leqslant \lambda_M$ 具有以下分析特性:

(1) 如果对所有的 i, j, 有 $C_{ij} \approx 1$, 并且特征根 $\lambda_1 = \lambda_2 = \cdots = \lambda_{M-1} = 0, \lambda_M = M$, 那么 M 个振子完全同步.

(2) 如果对所有的 $i \neq j$, 有 $C_{ij} \approx 0$, 并且特征根 $\lambda_1 = \lambda_2 = \cdots = \lambda_{M-1} = 1$, 那么 M 个振子完全去同步.

所有其他形式的特征根情况都说明 M 个振子之间存在一定程度的同步性, 用 S 表示如下:

$$S = \frac{M}{M-1}\left[\frac{\lambda_M}{\sum\limits_{i=1}^{M}\lambda_i} - \frac{1}{M}\right], \tag{9-17}$$

特别地, $S = 1$, M 个通道完全同步; $S = 0$, 系统完全不同步.

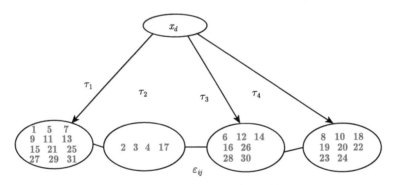

图 9.4　31 个通道之间的网络结构图

表 9.1　主要模型参数的简要说明和取值

参数	取值	参数	取值	参数	取值
ω	1.00	b	0.20	A_d	1.00
α	0.15	$\varepsilon_{i,j}$	0.00	T_d	6.00
γ	8.50	$\varepsilon_{i,j}^0$	0.21	τ_i	$2i\pi/3$
a_1	0.50	b_1	0.005	a_2	0.0013
U_{exc}	8.00	T	90.0	h_{th}	0.50

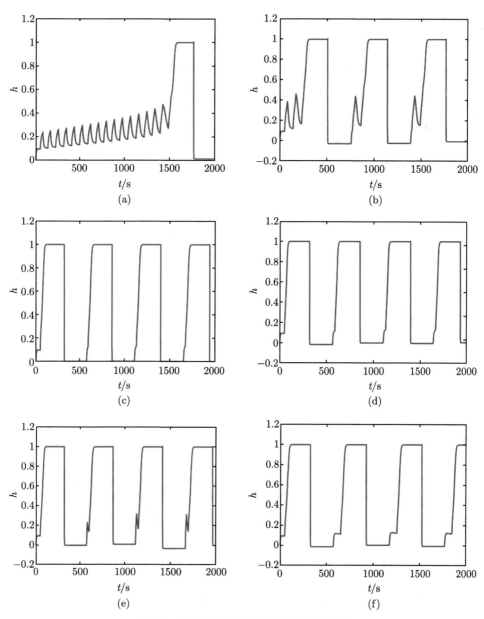

图 9.5　不同条件下的突触可塑性的强度

(a)$U_{\mathrm{exc}} = 4$,　$T = 90$; (b)$U_{\mathrm{exc}} = 6$,　$T = 90$; (c)$U_{\mathrm{exc}} = 8$,　$T = 90$;

(d) $U_{\mathrm{exc}} = 10$,　$T = 90$; (e)$U_{\mathrm{exc}} = 8$,　$T = 50$; (f)$U_{\mathrm{exc}} = 8$,　$T = 200$

9.3　主要结果讨论

本节首先根据数值模拟结果与原始数据的相符性, 逐一验证建立的数学模型的合理性. 然后研究给出可塑性与兴奋性在癫痫网络中的影响.

9.3.1　420~460s

图 9.6(a) 是第 420~460s 片段的数据根所建模型分析出来的 V_{EEG}, 大脑中神经元活动的基本特性与原始数据相同, 癫痫发作时, V_{EEG} 高频高幅度振荡, 从图 9.6(b) 中可以看到同步指数接近于 1. 而癫痫发作间歇, 神经活动性变弱, 同步指数明显下降到 0.3 附近, 同步程度减小. 并且间歇时间与癫痫发作的持续时间大致相同, 说明了所建立模型对此段数据特征呈现的合理性.

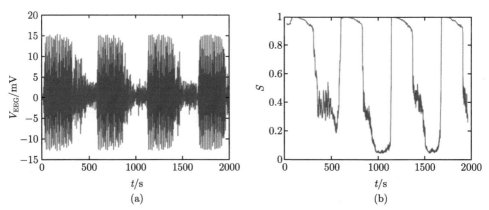

图 9.6　(a) 模型数据 V_{EEG}, $h_{\mathrm{th}} = 0.5$, $U_{\mathrm{exc}} = 8$, $T = 90$. (b) 同步指数 S, $h_{\mathrm{th}} = 0.5$, $U_{\mathrm{exc}} = 8$, $T = 90$

9.3.2　760~800s

为了检验模型的普适性, 我们继续研究图 9.1(b) 列出的患者 760~800s 的临床 EEG 数据. 经过同样的数据处理, 得到图 9.7 所示的结构连通图. 据此建立相应的数学模型, 数值计算得到了 V_{EEG} 和同步指标 S, 如图 9.8 (a) 和 (b) 所示. 数值结果同样成功地满足了原始数据癫痫发作与间歇的生理特点, 再次验证了模型的普适性与鲁棒性.

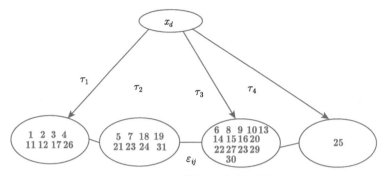

图 9.7　31 个通道之间的网络结构图

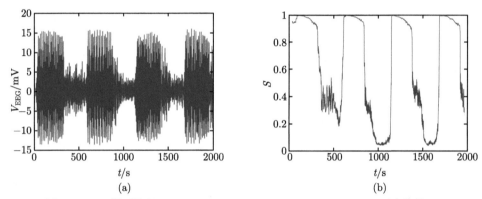

图 9.8　(a) 模型数据 V_{EEG}, $h_{\text{th}} = 0.5$, $U_{\text{exc}} = 8$, $T = 90$. (b) 同步指数 S,
$h_{\text{th}} = 0.5$, $U_{\text{exc}} = 8$, $T = 90$

9.3.3　全连通结构

对于 EEG 的数据组 420~460s, 如果不用以上所述的相关系数来划分连通区域. 考虑到两两通道都是互相连接的, 假设 31 个电极通道所在区域都是连通的, 即结构连接矩阵为全 1 矩阵, $M = 1$. 对此所做出的模型计算结果如图 9.9(a) 和 (b) 所示. 可以看出这种算法的模拟结论与癫痫数据本身有本质的差异性, 癫痫发作时间持续过长, 间歇时间相对太短, 不符合与临床检测的癫痫患者的脑电活动, 这从另一个方面说明了连接矩阵的重要性与合理性.

9.3.4　非连通结构

如果假设 31 个电极通道所在区域都是非连通的, 即结构连接矩阵为单位矩阵, $M = 31$. 对此所做出的模型计算结果如图 9.9(c),(d) 所示. 可以看出癫痫间歇的脑电活动异常, 强度过高或者过低, 均不符合与临床检测的癫痫患者的间歇时间内的脑活动稳定在一定的水平上.

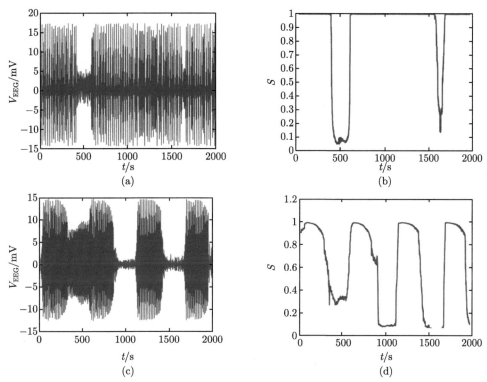

图 9.9 不同连接矩阵下的 V_{EEG} 与同步指数 S, $U_{exc} = 4$, $T = 90$, $h_{th} = 0.5$

(a)V_{EEG}, $M = 1$; (b)S, $M = 1$; (c)V_{EEG}, $M = 31$; (d)S, $M = 31$

9.3.5 可塑性阈值

以下不考虑模型与原始数据的吻合性, 单纯从数学模型的角度分析癫痫网络中的关键因素. 本章建立的癫痫模型是可塑性模型, 可塑性的阈值 h_{th} 发挥着重要的作用. 随着突触阈值的增加, 癫痫发作时间也会随之增加, 见图 9.10. 可以看到在 2000ms 的时间窗口内, 从 3 次短时间的癫痫发作到最后持续癫痫发作. 阈值越大, 可塑性的作用越少, 也就是说, 突触可塑性可以减少癫痫发作时间.

9.3.6 兴奋性信号

本节主要考虑兴奋性信号 U_{exc} 在癫痫网络中的影响. 由图 9.11 可以看出, 当兴奋性刺激强度很小 $U_{exc} = 2$ 时, 癫痫同步振荡持续发生; 当刺激适当增加 $U_{exc} = 4$ 时, 经过很长时间的发作期, 在 2000ms 的时间窗口内可以看到短暂的癫痫间歇; 当刺激强度再次增加 $U_{exc} = 6$ 时, 脑电活动开始趋于正常的癫痫患者的活动水平. 由此可见, 兴奋性信号过低会使癫痫的同步活动异常, 引发高强度频率的癫痫症状.

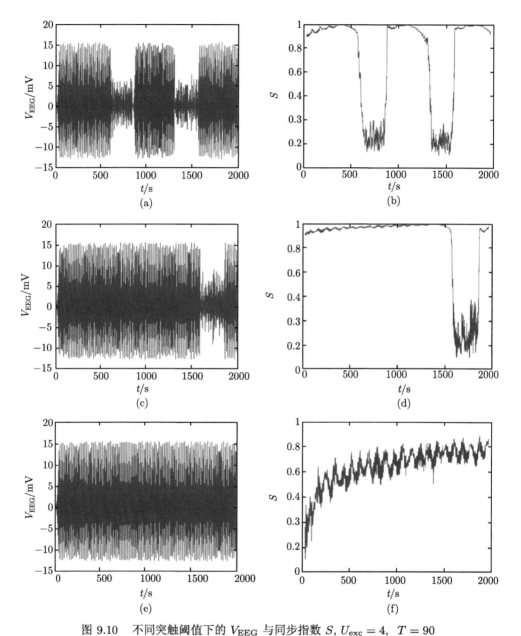

图 9.10　不同突触阈值下的 V_{EEG} 与同步指数 S, $U_{\mathrm{exc}} = 4$, $T = 90$

(a) V_{EEG}, $h_{\mathrm{th}} = 0.6$; (b) S, $h_{\mathrm{th}} = 0.6$;(c) V_{EEG}, $h_{\mathrm{th}} = 0.7$; (d) S, $h_{\mathrm{th}} = 0.7$; (e) V_{EEG}, $h_{\mathrm{th}} = 0.8$;

(f) S, $h_{\mathrm{th}} = 0.8$

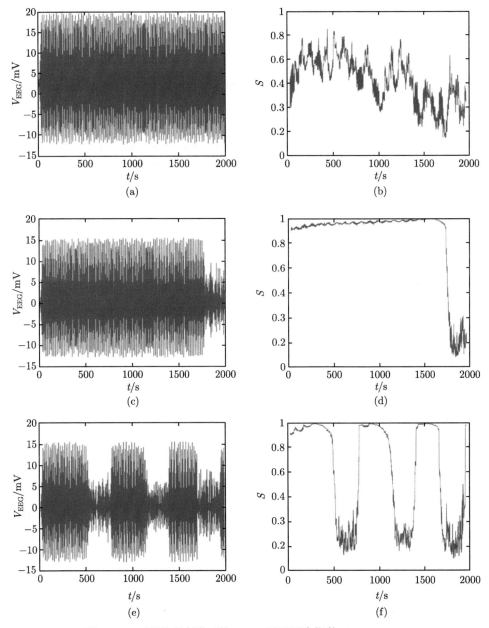

图 9.11 不同外界刺激下的 V_{EEG} 以及同步指数 S, $h_{\text{th}} = 0.5$

(a) V_{EEG}, $U_{\text{exc}} = 2$, $T = 90$; (b) S, $U_{\text{exc}} = 2$, $T = 90$; (c) V_{EEG}, $U_{\text{exc}} = 4$, $T = 90$;

(d) S, $U_{\text{exc}} = 4$, $T = 90$; (e) V_{EEG}, $U_{\text{exc}} = 6$, $T = 90$; (f) S, $U_{\text{exc}} = 6$, $T = 90$

9.4　本 章 小 结

根据 31 个通道检测的 EEG 数据, 本章建立的癫痫动力学模型合理地再现了癫痫患者的脑电活动, 从动力学角度了解癫痫特性. 验证了连接结构图的合理性及模型的普适性. 最后给出了突触阈值和兴奋性刺激对癫痫发作的影响, 可塑性和兴奋性刺激都可以控制癫痫发作的时间. 研究内容基于癫痫患者的脑电数据, 能重现患者临床数据的动力学表征, 有助于探讨控制癫痫发作的动力学方法, 并进一步指导癫痫临床干预. 此部分的后继工作将会从模型角度找到合适的控制方式, 抑制癫痫发作.

参 考 文 献

[1] 王亚, 李永欣, 黄文华. 人类脑计划的研究进展 [J]. 中国医学物理学杂志, 2016, 33(2): 109-112.

[2] 谭立忠, 吴勤, 张丽平. 脑科学技术发展与应用 [M]. 北京: 中国宇航出版社, 2018: 1-44.

[3] 陈宜张. 脑研究的前沿与展望 [M]. 上海: 上海科学技术出版社, 2018: 1-18.

[4] 杨雄里. 脑科学的现代进展 [M]. 上海: 上海科学教育出版社, 1998: 155-165.

[5] 卢梅丽, 李会艳, 魏熙乐. 帕金森状态的脉冲神经网络建模及最优控制 [M]. 北京: 电子工业出版社, 2020: 1-170.

[6] Naldi G, Nieus T. Mathematical and Theoretical Neuroscience Cell, Network and Data Analysis[M]. New York: Springer, 2017: 1-60.

[7] 刘秉正, 彭建华. 非线性动力学 [M]. 北京: 高等教育出版社, 2004: 64-132.

[8] 陆启韶, 彭临平, 杨卓琴. 常微分方程与动力系统 [M]. 北京: 北京航空航天大学出版社, 2010: 228-277.

[9] Izhikevich E M. Dynamical Systems in Neuroscience: The Geometry of Excitability and Bursting [M]. Cambridge, Massachusetts, London: The MIT Press, 2006: 159-204.

[10] Milton J, Jung P. Epilepsy as A Dynamic Disease[M]. Berlin, Heidelberg: Springer, 2003, 15-35.

[11] 张春野, 王昆祥, 李欣, 等. 老年癫痫患者血清肿瘤坏死因子-α, 白细胞介素-2 水平和脑电图检查的相关性 [J]. 中国老年学杂志, 2017, 37: 2.

[12] Fisher R S, Cross J H, French J A, et al. Operational classification of seizure types by the International League Against Epilepsy: Position Paper of the ILAE Commission for Classification and Terminology[J]. Epilepsia, 2017, 58(4): 522-530.

[13] Seneviratne U, Cook M J, D'Souza W J. Electroencephalography in the diagnosis of genetic generalized epilepsy syndromes[J]. Frontiers in Neurology, 2017, 8: 499.

[14] McCormick D A, Contreras D. On the cellular and network bases of epileptic seizures[J]. Annual Review of Physiology, 2001, 63(1): 815-846.

[15] Wendling F, Hernandez A, Bellanger J J, et al. Interictal to ictal transition in human temporal lobe epilepsy: insights from a computational model of intracerebral EEG[J]. Journal of Clinical Neurophysiology, 2005, 22(5): 343-356.

[16] Bartolomei F, Wendling F, Bellanger J J, et al. Neural networks involving the medial temporal structures in temporal lobe epilepsy[J]. Clinical Neurophysiology, 2001, 112(9): 1746-1760.

[17] Lee S A, Spencer D D, Spencer S S. Intracranial EEG seizure-onset patterns in neocortical epilepsy[J]. Epilepsia, 2000, 41(3): 297-307.

[18] Wendling F, Bartolomei F, Bellanger J J, et al. Epileptic fast intracerebral EEG activity: evidence for spatial decorrelation at seizure onset[J]. Brain, 2003, 126(6): 1449-1459.

[19] Gnatkovsky V, Francione S, Cardinale F, et al. Identification of reproducible ictal patterns based on quantified frequency analysis of intracranial EEG signals[J]. Epilepsia, 2011, 52(3): 477-488.

[20] Andrzejak R G, David O, Gnatkovsky V, et al. Localization of epileptogenic zone on pre-surgical intracranial EEG recordings: toward a validation of quantitative signal analysis approaches[J]. Brain Topography, 2015, 28(6): 832-837.

[21] Förster E, Zhao S, Frotscher M. Laminating the hippocampus[J]. Nature Reviews Neuroscience, 2006, 7(4): 259-267.

[22] Sutula T. Seizure-induced axonal sprouting: assessing connections between injury, local circuits, and epileptogenesis[J]. Epilepsy Currents, 2002, 2(3): 86-91.

[23] Zhang L, Fan D, Wang Q. Transition dynamics of a dentate gyrus-CA3 neuronal network during temporal lobe epilepsy[J]. Frontiers in Computational Neuroscience, 2017, 11: 61.

[24] Zhang L, Fan D, Wang Q. Synchronous high-frequency oscillations in inhibitorydominant network motifs consisting of three dentate gyrus-CA3 systems[J]. Chaos: An Interdisciplinary Journal of Nonlinear Science, 2018, 28(6): 063101.

[25] Zhang L, Fan D, Wang Q, et al. Effects of brain-derived neurotrophic factor and noise on transitions in temporal lobe epilepsy in a hippocampal network[J]. Chaos: An Interdisciplinary Journal of Nonlinear Science, 2018, 28(10): 106322.

[26] Boon P, Vonck K, De Herdt V, et al. Deep brain stimulation in patients with refractory temporal lobe epilepsy[J]. Epilepsia, 2007, 48(8): 1551-1560.

[27] Yamamoto J, Ikeda A, Kinoshita M, et al. Low-frequency electric cortical stimulation decreases interictal and ictal activity in human epilepsy[J]. Seizure, 2006, 15(7): 520-527.

[28] Tyrand R, Seeck M, Spinelli L, et al. Effects of amygdala–hippocampal stimulation on interictal epileptic discharges[J]. Epilepsy Research, 2012, 99(1/2): 87-93.

[29] Huang L, van Luijtelaar G. The effects of acute responsive high frequency stimulation of the subiculum on the intra-hippocampal kainic acid seizure model in rats[J]. Brain and Behavior, 2012, 2(5): 532-540.

[30] Li X, Yang H F, Yan J Q, et al. Seizure control by low-intensity ultrasound in mice with temporal lobe epilepsy[J]. Epilepsy Research, 2019, 154: 1-7.

[31] Huang H, Tsai J J, Su P, et al. Cortical excitability by transcranial magnetic stimulation as biomarkers for seizure controllability in temporal lobe epilepsy[J]. Neuromodulation: Technology at the Neural Interface, 2020, 23(3): 399-406.

[32] Shen Z, Deng Z, Du L, et al. Control and analysis of epilepsy waveforms in a disinhibition model of cortex network[J]. Nonlinear Dynamics, 2021, 103(2): 2063-2079.

[33] Benabid A L, Chabardes S, Mitrofanis J, et al. Deep brain stimulation of the subthalamic nucleus for the treatment of Parkinson's disease[J]. The Lancet Neurology, 2009,

8(1): 67-81.

[34] Lyons M K. Deep brain stimulation: current and future clinical applications[J]. Mayo Clinic Proceedings, 2011, 86(7): 662-672.

[35] Vercueil L, Benazzouz A, Deransart C, et al. High-frequency stimulation of the sub-thalamic nucleus suppresses absence seizures in the rat: comparison with neurotoxic lesions[J]. Epilepsy Research, 1998, 31(1): 39-46.

[36] Wyckhuys T, Raedt R, Vonck K, et al. Comparison of hippocampal deep brain stimulation with high (130 Hz) and low frequency (5 Hz) on afterdischarges in kindled rats[J]. Epilepsy Research, 2010, 88(2/3): 239-246.

[37] Lüttjohann A, van Luijtelaar G. Thalamic stimulation in absence epilepsy[J]. Epilepsy Research, 2013, 106(1/2): 136-145.

[38] Saillet S, Gharbi S, Charvet G, et al. Neural adaptation to responsive stimulation: A comparison of auditory and deep brain stimulation in a rat model of absence epilepsy[J]. Brain Stimulation, 2013, 6(3): 241-247.

[39] Kundishora A J, Gummadavelli A, Ma C, et al. Restoring conscious arousal during focal limbic seizures with deep brain stimulation[J]. Cerebral Cortex, 2017, 27(3): 1964-1975.

[40] Chen Y C, Zhu G Y, Wang X, et al. Deep brain stimulation of the anterior nucleus of the thalamus reverses the gene expression of cytokines and their receptors as well as neuronal degeneration in epileptic rats[J]. Brain Research, 2017, 1657: 304-311.

[41] Santos-Valencia F, Almazán-Alvarado S, Rubio-Luviano A, et al. Temporally irregular electrical stimulation to the epileptogenic focus delays epileptogenesis in rats[J]. Brain Stimulation, 2019, 12(6): 1429-1438.

[42] Du T, Chen Y, Shi L, et al. Deep brain stimulation of the anterior nuclei of the thalamus relieves basal ganglia dysfunction in monkeys with temporal lobe epilepsy[J]. CNS Neuroscience & Therapeutics, 2021, 27(3): 341-351.

[43] Velasco F, Velasco M, Jiménez F, et al. Predictors in the treatment of difficult-to-control seizures by electrical stimulation of the centromedian thalamic nucleus[J]. Neurosurgery, 2000, 47(2): 295-305.

[44] Valentín A, García Navarrete E, Chelvarajah R, et al. Deep brain stimulation of the centromedian thalamic nucleus for the treatment of generalized and frontal epilepsies[J]. Epilepsia, 2013, 54(10): 1823-1833.

[45] Boviatsis E J, Stavrinou L C, Themistocleous M, et al. Surgical and hardware complications of deep brain stimulation. A seven-year experience and review of the literature[J]. Acta Neurochirurgica, 2010, 152(12): 2053-2062.

[46] Cukiert A, Cukiert C M, Burattini J A, et al. Seizure outcome after hippocampal deep brain stimulation in patients with refractory temporal lobe epilepsy: A prospective, controlled, randomized, double-blind study[J]. Epilepsia, 2017, 58(10): 1728-1733.

[47] Möttönen T, Katisko J, Haapasalo J, et al. Defining the anterior nucleus of the thalamus (ANT) as a deep brain stimulation target in refractory epilepsy: delineation using 3 T MRI and intraoperative microelectrode recording[J]. NeuroImage Clinical, 2015, 7: 823-

829.

[48] Salanova V, Witt T, Worth R, et al. Long-term effficacy and safety of thalamic stim-ulation for drug-resistant partial epilepsy[J]. Neurology, 2015, 84(10): 1017-1025.

[49] Ren L, Yu T, Wang D, et al. Subthalamic nucleus stimulation modulates motor epileptic activity in humans[J]. Annals of Neurology, 2020, 88(2): 283-296.

[50] Zhang B, Wang W J, Wang S G, et al. Clinical study on electronic medical neuroelectric stimulation based on the internet of things to treat epilepsy patients with anxiety and depression[J]. Journal of Healthcare Engineering, 2021, 2021.

[51] Varatharajan R, Joseph K, Neto S C, et al. Electrical high frequency stimulation modu-lates GABAergic activity in the nucleus accumbens of freely moving rats[J]. NeuRochemistry International, 2015, 90: 255-260.

[52] Mina F, Benquet P, Pasnicu A, et al. Modulation of epileptic activity by deep brain stimulation: a model-based study of frequency-dependent effects[J]. Frontiers in Com-putational Neuroscience, 2013, 7: 94.

[53] Udupa K, Chen R. The mechanisms of action of deep brain stimulation and ideas for the future development[J]. Progress in Neurobiology, 2015, 133: 27-49.

[54] Yu T, Wang X, Li Y, et al. High-frequency stimulation of anterior nucleus of thalamus desynchronizes epileptic network in humans[J]. Brain, 2018, 141(9): 2631-2643.

[55] Beverlin Ii B, Netoff T I. Dynamic control of modeled tonic-clonic seizure states with closed-loop stimulation[J]. Frontiers in Neural Circuits, 2013, 6: 126.

[56] Taylor P N, Wang Y, Goodfellow M, et al. A computational study of stimulus driven epileptic seizure abatement[J]. PLoS One, 2014, 9(12): e114316.

[57] Taylor P N, Baier G, Cash S S, et al. A model of stimulus induced epileptic spike-wave discharges[C]. 2013 IEEE Symposium on Computational Intelligence, Cognitive Algorithms, Mind, and Brain (CCMB), 2013: 53-59.

[58] Hu B, Wang Q Y. Controlling absence seizures by deep brain stimulus applied on substantia nigra pars reticulata and cortex[J]. Chaos, Solitons & Fractals, 2015, 80: 13-23.

[59] Hu B, Guo Y, Zou X Q, et al. Controlling mechanism of absence seizures by deep brain stimulus applied on subthalamic nucleus[J]. Cognitive Neurodynamics, 2018, 12(1): 103-119.

[60] Fan D, Liu S, Wang Q. Stimulus-induced epileptic spike-wave discharges in thalamo-cortical model with disinhibition[J]. Scientific Reports, 2016, 6: 37703.

[61] Fan D, Wang Q, Su J Z, et al. Stimulus-induced transitions between spike-wave dis-charges and spindles with the modulation of thalamic reticular nucleus[J]. Journal of Computational Neuroscience, 2017, 43(3): 203-225.

[62] Ahn S, Jo S, Jun S B, et al. Prediction of the seizure suppression effect by electri-cal stimulation via a computational modeling approach[J]. Frontiers in Computational Neuroscience, 2017, 11: 39.

[63] Foutz T J, McIntyre C C. Evaluation of novel stimulus waveforms for deep brain stimulation[J]. Journal of Neural Engineering, 2010, 7(6): 066008.

[64] Sahin M, Tie Y M. Non-rectangular waveforms for neural stimulation with practical electrodes[J]. Journal of Neural Engineering, 2007, 4(3): 227-233.

[65] Wang Z, Wang Q. Eliminating absence seizures through the deep brain stimulation to thalamus reticular nucleus[J]. Frontiers in Computational Neuroscience, 2017, 11: 22.

[66] Fan D, Wang Q. Improved control effect of absence seizures by autaptic connections to the subthalamic nucleus[J]. Physical Review E, 2018, 98(5): 052414.

[67] Wang Z, Wang Q. Stimulation strategies for absence seizures: targeted therapy of the focus in coupled thalamocortical model[J]. Nonlinear Dynamics, 2019, 96(2): 1649-1663.

[68] Fan D, Zheng Y, Yang Z, et al. Improving control effects of absence seizures using single-pulse alternately resetting stimulation (SARS) of corticothalamic circuit[J]. Applied Mathematics and Mechanics, 2020, 41(9): 1287-1302.

[69] Wilson M T, Fulcher B D, Fung P K, et al. Biophysical modeling of neural plasticity induced by transcranial magnetic stimulation[J]. Clinical Neurophysiology, 2018, 129(6): 1230-1241.

[70] Schwan H P. Electrical Properties of Tissue and Cell Suspensions[M]. Advances in biological and Medical Physics, Elsevier, 1957: 147-209.

[71] Kotnik T, Bobanović F, Miklavčič D. Sensitivity of transmembrane voltage induced by applied electric fields—a theoretical analysis[J]. Bioelectrochemistry and Bioenergetics, 1997, 43(2): 285-291.

[72] Radman T, Ramos R L, Brumberg J C, et al. Role of cortical cell type and morphology in subthreshold and suprathreshold uniform electric field stimulation in vitro[J]. Brain Stimulation, 2009, 2(4): 215-228.

[73] Radman T, Su Y, An J H, et al. Spike timing amplifies the effect of electric fields on neurons: implications for endogenous field effects[J]. Journal of Neuroscience, 2007, 27(11): 3030-3036.

[74] Wang C N, Ma J, Jin W Y, et al. Electric field-induced dynamical evolution of spiral wave in the regular networks of Hodgkin–Huxley neurons[J]. Applied Mathematics and Computation, 2011, 218(8): 4467-4474.

[75] 李佳佳, 吴莹, 独盟盟, 等. 电磁辐射诱发神经元放电节律转迁的动力学行为研究 [J]. 物理学报, 2015, 64(3): 030503.

[76] Lv M, Ma J. Multiple modes of electrical activities in a new neuron model under electromagnetic radiation[J]. Neurocomputing, 2016, 205: 375-381.

[77] Wu F, Wang C, Jin W, et al. Dynamical responses in a new neuron model subjected to electromagnetic induction and phase noise[J]. Physica A: Statistical Mechanics and Its Applications, 2017, 469: 81-88.

[78] Zhang Y, Xu Y, Yao Z, et al. A feasible neuron for estimating the magnetic field effect[J]. Nonlinear Dynamics, 2020, 102(3): 1849-1867.

[79] Giannì M, Liberti M, Apollonio F, et al. Modeling electromagnetic fields detectability

in a HH-like neuronal system: stochastic resonance and window behavior[J]. Biological Cybernetics, 2006, 94(2): 118-127.

[80] Yi G S, Wang J, Han C X, et al. Spiking patterns of a minimal neuron to ELF sinusoidal electric field[J]. Applied Mathematical Modelling, 2012, 36(8): 3673-3684.

[81] Yu K, Wang J, Deng B, et al. Synchronization of neuron population subject to steady DC electric field induced by magnetic stimulation[J]. Cognitive Neurodynamics, 2013, 7(3): 237-252.

[82] Yi G, Wang J, Wei X, et al. Dynamic analysis of Hodgkin's three classes of neurons exposed to extremely low-frequency sinusoidal induced electric field[J]. Applied Mathematics and Computation, 2014, 231: 100-110.

[83] Ma J, Mi L, Zhou P, et al. Phase synchronization between two neurons induced by coupling of electromagnetic field[J]. Applied Mathematics and Computation, 2017, 307: 321-328.

[84] Qu L H, Du L, Deng Z C, et al. Effect of stochastic electromagnetic disturbances on autapse neuronal systems[J]. Chinese Physics B, 2018, 27(11): 118707.

[85] Du L, Cao Z L, Lei Y M, et al. Electrical activities of neural systems exposed to sinusoidal induced electric field with random phase[J]. Science China Technological Sciences, 2019, 62(7): 1141-1150.

[86] Wessel J R, Ghahremani A, Udupa K, et al. Stop-related subthalamic beta activity indexes global motor suppression in Parkinson's disease[J]. Movement Disorders, 2016, 31(12): 1846-1853.

[87] Wilson M T, Goodwin D P, Brownjohn P W, et al. Numerical modelling of plasticity induced by transcranial magnetic stimulation[J]. Journal of Computational Neuroscience, 2014, 36(3): 499-514.

[88] Tsuboyama M, Kaye H L, Rotenberg A. Review of transcranial magnetic stimulation in epilepsy[J]. Clinical Therapeutics, 2020, 42(7): 1155-1168.

[89] Cardin J A, Carlén M, Meletis K, et al. Targeted optogenetic stimulation and recording of neurons in vivo using cell-type-specific expression of Channelrhodopsin-2 [J]. Nature Protocols, 2010, 5(2): 247-254.

[90] Zhang F, Wang L P, Brauner M, et al. Multimodal fast optical interrogation of neural circuitry[J]. Nature, 2007, 446(7136): 633-639.

[91] 刘备. 基于光遗传学方法的癫痫疾病的闭环控制研究 [D]. 天津: 天津职业技术师范大学, 2016.

[92] Natasha G, Tan A, Farhatnia Y, et al. Channelrhodopsins: visual regeneration and neural activation by a light switch[J]. New Biotechnology, 2013, 30(5): 461-474.

[93] Chow B Y, Han X, Dobry A S, et al. High-performance genetically targetable optical neural silencing by light-driven proton pumps[J]. Nature, 2010, 463(7277): 98-102.

[94] 王正文, 陈京. 光遗传学和化学遗传学在抑郁症研究中的应用 [J]. 济宁医学院学报, 2017, 40(5): 366-371.

[95] Tønnesen J, Sørensen A T, Deisseroth K, et al. Optogenetic control of epileptiform

activity[J]. Proceedings of the National Academy of Sciences, 2009, 106(29): 12162-12167.

[96] Sukhotinsky I, Chan A M, Ahmed O J, et al. Optogenetic delay of status epilepticus onset in an in vivo rodent epilepsy model[J]. PLoS One, 2013, 8(4): e62013.

[97] Ledri M, Madsen M G, Nikitidou L, et al. Global optogenetic activation of inhibitory interneurons during epileptiform activity[J]. Journal of Neuroscience, 2014, 34(9): 3364-3377.

[98] Paz J T, Davidson T J, Frechette E S, et al. Closed-loop optogenetic control of thalamus as a tool for interrupting seizures after cortical injury[J]. Nature Neuroscience, 2013, 16(1): 64-70.

[99] Krook-Magnuson E, Armstrong C, Oijala M, et al. On-demand optogenetic control of spontaneous seizures in temporal lobe epilepsy[J]. Nature Communications, 2013, 4: 1376.

[100] Krook-Magnuson E, Armstrong C, Bui A, et al. In vivo evaluation of the dentate gate theory in epilepsy[J]. The Journal of Physiology, 2015, 593(10): 2379-2388.

[101] Soper C, Wicker E, Kulick C V, et al. Optogenetic activation of superior colliculus neurons suppresses seizures originating in diverse brain networks[J]. Neurobiology of Disease, 2016, 87: 102-115.

[102] Nikolic K, Degenaar P, Toumazou C. Modeling and engineering aspects of channel-rhodopsin. 2 system for neural photostimulation[C]. 2006 International Conference of the IEEE Engineering in Medicine and Biology Society, 2006: 1626-1629.

[103] Nikolic K, Grossman N, Grubb M S, et al. Photocycles of channelrhodopsin-2[J]. Photochemistry and Photobiology, 2009, 85(1): 400-411.

[104] Stefanescu R A, Shivakeshavan R G, Khargonekar P P, et al. Computational modeling of channelrhodopsin-2 photocurrent characteristics in relation to neural signaling[J]. Bulletin of Mathematical Biology, 2013, 75(11): 2208-2240.

[105] Selvaraj P, Sleigh J W, Freeman W J, et al. Open loop optogenetic control of simulated cortical epileptiform activity[J]. Journal of Computational Neuroscience, 2014, 36(3): 515-525.

[106] Chang W J, Chang W P, Shyu B C. Suppression of cortical seizures by optic stimulation of the reticular thalamus in PV-mhChR2-YFP BAC transgenic mice[J]. Molecular Brain, 2017, 10(1): 42.

[107] Zhang H, Zhao H, Zeng C, et al. Optogenetic activation of 5-HT neurons in the dorsal raphe suppresses seizure-induced respiratory arrest and produces anticonvulsant effect in the DBA/1 mouse SUDEP model[J]. Neurobiology of Disease, 2018, 110: 47-58.

[108] Ruths J, Taylor P N, Dauwels J. Optimal control of an epileptic neural population model[J]. IFAC Proceedings Volumes, 2014, 47(3): 3116-3121.

[109] Deng B, Li G, Wang J, et al. Dynamic control of seizure states with input-output linearization method based on the Pinsky-Rinzel model[C]. 7th International Conference on Biomedical Engineering and Informatics, 2014: 425-430.

[110] Maksimenko V A, Van Heukelum S, Makarov V V, et al. Absence seizure control by a brain computer interface[J]. Scientific Reports, 2017, 7: 2487.

[111] Zhang L, Wang Q Y, Baier G. Dynamical features of a focal epileptogenic network model for stimulation-based control[J]. IEEE Transactions on Neural Systems and Rehabilitation Engineering, 2020, 28(8): 1856-1865.

[112] Brogin J A F, Faber J, Bueno D D. An Efficient Approach to Define the Input Stimuli to Suppress Epileptic Seizures Described by the Epileptor Model[J]. International Journal of Neural Systems, 2020, 30(11): 2050062.

[113] 唐孝威. 脑科学导论 [M]. 杭州: 浙江大学出版社, 2006.

[114] 寿天德. 神经生物学 [M]. 北京: 高等教育出版社, 2001: 3-34.

[115] Hicholls J G. 神经生物学——从神经元到脑 [M]. 杨雄里, 译. 5 版. 北京: 科学出版社, 2014: 207-367.

[116] 王青云, 石霞, 陆启韶. 神经元耦合系统的同步动力学 [M]. 北京: 科学出版社, 2008: 4-29.

[117] 宋江玲. 癫痫辅助诊断方法: 模型与数据混合驱动 [D]. 西安: 西北大学, 2019.

[118] Fonnum F. Glutamate: a neurotransmitter in mammalian brain[J]. Journal of Neuro-Chemistry, 1984, 42(1): 1-11.

[119] Whiting P J. The GABA-A receptor gene family: new targets for therapeutic intervention[J]. Neurochemistry International, 1999, 34(5): 387-390.

[120] Clugnet M C, LeDoux J E. Synaptic plasticity in fear conditioning circuits: induction of LTP in the lateral nucleus of the amygdala by stimulation of the medial geniculate body[J]. Journal of Neuroscience, 1990, 10(8): 2818-2824.

[121] Fisher S A, Fischer T M, Carew T J. Multiple overlapping processes underlying short-term synaptic enhancement[J]. Trends in Neurosciences, 1997, 20(4): 170-177.

[122] Nadim F, Manor Y. The role of short-term synaptic dynamics in motor control[J]. Current Opinion in Neurobiology, 2000, 10(6): 683-690.

[123] Zucker R S, Regehr W G. Short-term synaptic plasticity[J]. Annual Review of Physiology, 2002, 64(1): 355-405.

[124] 任玉强, 柴新禹, 任秋实, 等. 神经元电生理模型的建模方法 [J]. 中国生物医学工程学报, 2011, 30(5): 787-795.

[125] Traub R D, Miles R. Neuronal Networks of the Hippocampus[M]. Cambridge: Cambridge University Press, 1991: 34-46.

[126] Traub R D, Wong R K, Miles R, et al. A model of a CA3 hippocampal pyramidal neuron incorporating voltage-clamp data on intrinsic conductances[J]. Journal of Neurophysiology, 1991, 66(2): 635-650.

[127] Chay T R, Keizer J. Minimal model for membrane oscillations in the pancreatic beta-cell[J]. Biophysical Journal, 1983, 42(2): 181-189.

[128] Chay T R. Chaos in a three-variable model of an excitable cell[J]. Physica D: Nonlinear Phenomena, 1985, 16(2): 233-242.

[129] 李莉, 古华光, 杨明浩, 等. 神经起步点自发放电节律及节律转化的分岔规律 [J]. 生物物理学报, 2003, 4: 388-394.

[130] Izhikevich E M. Simple model of spiking neurons[J]. IEEE Transactions on Neural Networks, 2003, 14(6): 1569-1572.

[131] Hindmarsh J, Rose R. A model of the nerve impulse using two first-order differential equations[J]. Nature, 1982, 296(5853): 162-164.

[132] Hindmarsh J L, Rose R M. A model of neuronal bursting using three coupled first order differential equations[J]. Proceedings of the Royal society of London. Series B. Biological Sciences, 1984, 221(1222): 87-102.

[133] Sandstrom M I, Steffes-Loydahl S, Jayaprakash N, et al. Early dysfunction of neural transmission and cognitive processing in Huntington's disease[J]. Huntington's Disease-Core Concepts and Current Advances, 2010: 201-232.

[134] Schroll H, Hamker F H. Computational models of basal-ganglia pathway functions: focus on functional neuroanatomy[J]. Frontiers in Systems Neuroscience, 2013, 7: 122.

[135] Hodgkin A L, Huxley A F. A quantitative description of membrane current and its application to conduction and excitation in nerve[J]. Bulletin of Mathematical Biology, 1990, 52: 25-71.

[136] FitzHugh R. Impulses and physiological states in theoretical models of nerve membrane[J]. Biophysical Journal, 1961, 1(6): 445.

[137] Destexhe A. Spike-and-wave oscillations based on the properties of GABAB receptors[J]. Journal of Neuroscience, 1998, 18(21): 9099-9111.

[138] Jansen B H, Rit V G. Electroencephalogram and visual evoked potential generation in a mathematical model of coupled cortical columns[J]. Biological Cybernetics, 1995, 73(4): 357-366.

[139] Wendling F, Bartolomei F, Bellanger J J, et al. Epileptic fast activity can be explained by a model of impaired GABAergic dendritic inhibition[J]. European Journal of Neuroscience, 2002, 15(9): 1499-1508.

[140] Suffczynski P, Kalitzin S, da Silva F H. Dynamics of non-convulsive epileptic phenomena modeled by a bistable neuronal network[J]. Neuroscience, 2004, 126(2): 467-484.

[141] Marten F, Rodrigues S, Benjamin O, et al. Onset of polyspike complexes in a mean-field model of human electroencephalography and its application to absence epilepsy[J]. Philosophical Transactions Series A, Mathematical, Physical and Engineering Sciences, 2009, 367(1891): 1145-1161.

[142] Breakspear M, Roberts J A, Terry J R, et al. A unifying explanation of primary generalized seizures through nonlinear brain modeling and bifurcation analysis[J]. Cerebral Cortex, 2006, 16(9): 1296-1313.

[143] Rodrigues S, Barton D, Szalai R, et al. Transitions to spike-wave oscillations and epileptic dynamics in a human cortico-thalamic mean-field model[J]. Journal of Computational Neuroscience, 2009, 27(3): 507-526.

[144] Taylor P N, Goodfellow M, Wang Y, et al. Towards a large-scale model of patient-specific epileptic spike-wave discharges[J]. Biological Cybernetics, 2013, 107(1): 83-94.

[145] Yan B, Li P. The emergence of abnormal hypersynchronization in the anatomical struc-

tural network of human brain[J]. NeuroImage, 2013, 65: 34-51.

[146] Wilson H R, Cowan J D. Excitatory and inhibitory interactions in localized populations of model neurons[J]. Biophysical Journal, 1972, 12(1): 1-24.

[147] Wilson H R, Cowan J D. A mathematical theory of the functional dynamics of cortical and thalamic nervous tissue[J]. Kybernetik, 1973, 13(2): 55-80.

[148] Da Silva F L, Hoeks A, Smits H, et al. Model of brain rhythmic activity[J]. Kybernetik, 1974, 15(1): 27-37.

[149] David O, Friston K J. A neural mass model for MEG/EEG: coupling and neuronal dynamics[J]. NeuroImage, 2003, 20(3): 1743-1755.

[150] Ursino M, Cona F, Zavaglia M. The generation of rhythms within a cortical region: analysis of a neural mass model[J]. Neuroimage, 2010, 52(3): 1080-1094.

[151] Taylor P N, Baier G. A spatially extended model for macroscopic spike-wave discharges[J]. Journal of Computational Neuroscience, 2011, 31(3): 679-684.

[152] Baier G, Taylor P N, Wang Y. Understanding epileptiform after-discharges as rhythmic oscillatory transients[J]. Frontiers in Computational Neuroscience, 2017: 11-25.

[153] Wendling F, Bellanger J J, Bartolomei F, et al. Relevance of nonlinear lumpedparameter models in the analysis of depth-EEG epileptic signals[J]. Biological Cybernetics, 2000, 83(4): 367-378.

[154] Grimbert F, Faugeras O. Bifurcation analysis of Jansen's neural mass model[J]. Neural Computation, 2006, 18(12): 3052-3068.

[155] Blenkinsop A, Valentin A, Richardson M P, et al. The dynamic evolution of focal-onset epilepsies–combining theoretical and clinical observations[J]. The European Journal of Neuroscience, 2012, 36(2): 2188-2200.

[156] Salami M, Itami C, Tsumoto T, et al. Change of conduction velocity by regional myelination yields constant latency irrespective of distance between thalamus and cortex[J]. Proceedings of the National Academy of Sciences, 2003, 100(10): 6174-6179.

[157] Liu X B, Bolea S, Golshani P, et al. Differentiation of corticothalamic and collateral thalamocortical synapses on mouse reticular nucleus neurons by EPSC amplitude and AMPA receptor subunit composition[J]. Thalamus & Related Systems, 2001, 1(1): 15-29.

[158] Sawyer S, Young S, Groves P, et al. Cerebellar-responsive neurons in the thalamic ventroanterior-ventrolateral complex of rats: in vivo electrophysiology[J]. Neuroscience, 1994, 63(3): 711-724.

[159] Beierlein M, Connors B W. Short-term dynamics of thalamocortical and intracortical synapses onto layer 6 neurons in neocortex[J]. Journal of Neurophysiology, 2002, 88(4): 1924-1932.

[160] Roberts J A, Robinson P A. Modeling absence seizure dynamics: implications for basic mechanisms and measurement of thalamocortical and corticothalamic latencies[J]. Journal of Theoretical Biology, 2008, 253(1): 189-201.

[161] Geng S, Zhou W, Zhao X, et al. Bifurcation and oscillation in a time-delay neural mass

model[J]. Biological Cybernetics, 2014, 108(6): 747-756.

[162] Geng S, Zhou W. Influence of extrinsic inputs and synaptic gains on dynamics of Wendling's neural mass model: A bifurcation analysis[J]. Journal of Integrative Neuroscience, 2016, 15(4): 463-483.

[163] Cao Y, Ren K, Su F, et al. Suppression of seizures based on the multi-coupled neural mass model[J]. Chaos: An Interdisciplinary Journal of Nonlinear Science, 2015, 25(10): 103120.

[164] Ahmadizadeh S, Karoly P J, Nešić D, et al. Bifurcation analysis of two coupled Jansen-Rit neural mass models[J]. PLoS One, 2018, 13(3): e0192842.

[165] Freeman W J, et al. Mass Action in the Nervous System[M]. New York: Academic Press, 1975: 172-269.

[166] Deco G, Jirsa V K, Robinson P A, et al. The dynamic brain: from spiking neurons to neural masses and cortical fields[J]. PLoS. Comput. Biol., 2008, 4(8): e1000092.

[167] Holt A B, Netoff T I. Computational modeling of epilepsy for an experimental neurologist[J]. Experimental Neurology, 2013, 244: 75-86.

[168] Wright J J, Liley D T. Simulation of electrocortical waves[J]. Biological Cybernetics, 1995, 72(4): 347-356.

[169] Rennie C, Robinson P, Wright J. Effects of local feedback on dispersion of electrical waves in the cerebral cortex[J]. Physical Review E, 1999, 59(3): 3320-3329.

[170] Robinson P A, Rennie C J, Wright J J. Propagation and stability of waves of electrical activity in the cerebral cortex[J]. Physical Review E, 1997, 56(1): 826-840.

[171] Robinson P, Rennie C, Wright J, et al. Steady states and global dynamics of electrical activity in the cerebral cortex[J]. Physical Review E, 1998, 58(3): 3557-3571.

[172] Steyn-Ross M L, Steyn-Ross D A, Sleigh J W, et al. Theoretical electroencephalogram stationary spectrum for a white-noise-driven cortex: evidence for a general anesthetic-induced phase transition[J]. Physical Review E, 1999, 60(6): 7299-7311.

[173] Steyn-Ross M L, Steyn-Ross D A, Wilson M T, et al. Modeling brain activation patterns for the default and cognitive states[J]. Neuroimage, 2009, 45(2): 298-311.

[174] Freyer F, Roberts J A, Becker R, et al. Biophysical mechanisms of multistability in resting-state cortical rhythms[J]. Journal of Neuroscience, 2011, 31(17): 6353-6361.

[175] Robinson P, Rennie C, Rowe D. Dynamics of large-scale brain activity in normal arousal states and epileptic seizures[J]. Physical Review E, 2002, 65(4): 041924.

[176] van Albada S J, Robinson P A. Mean-field modeling of the basal ganglia-thalamocortical system. I: Firing rates in healthy and parkinsonian states[J]. Journal of Theoretical Biology, 2009, 257(4): 642-663.

[177] Chen M, Guo D, Wang T, et al. Bidirectional control of absence seizures by the basal ganglia: a computational evidence[J]. PLoS Comput Biol., 2014, 10(3): e1003495.

[178] Chen M, Guo D, Li M, et al. Critical roles of the direct GABAergic pallido-cortical pathway in controlling absence seizures[J]. PLoS Comput Biol, 2015, 11(10): e1004539.

[179] Ermentrout B. Neural networks as spatio-temporal pattern-forming systems[J]. Reports on Progress in Physics, 1998, 61(4): 353.

[180] Zerlaut Y, Chemla S, Chavane F, et al. Modeling mesoscopic cortical dynamics using a mean-field model of conductance-based networks of adaptive exponential integrate-and-fire neurons[J]. Journal of Computational Neuroscience, 2018, 44(1): 45-61.

[181] Nicola W, Campbell S A. Mean-field models for heterogeneous networks of two-dimensional integrate and fire neurons[J]. Frontiers in Computational Neuroscience, 2013, 7: 184.

[182] Naze S, Bernard C, Jirsa V. Computational modeling of seizure dynamics using coupled neuronal networks: factors shaping epileptiform activity[J]. PLoS Comput. Biol., 2015, 11(5): e1004209.

[183] Kuznetsov Y A. Elements of Applied Bifurcation Theory[M]. New York: Springer Science & Business Media, 2013: 39-535.

[184] Chow S N, Hale J K. Methods of Bifurcation Theory[M]. New York: Springer-Verlag 1982.

[185] Seydel R. Practical Bifurcation and Stability Analysis[M]. New York: Springer-Verlag 2012.

[186] Wang Y, Goodfellow M, Taylor P N, et al. Dynamic mechanisms of neocortical focal seizure onset[J]. PLoS Comput. Biol., 2014, 10(8): e1003787.

[187] Cobb S, Buhl E, Halasy K, et al. Synchronization of neuronal activity in hippocampus by individual GABAergic interneurons[J]. Nature, 1995, 378(6552): 75-78.

[188] Pinto R D, Varona P, Volkovskii A, et al. Synchronous behavior of two coupled electronic neurons[J]. Physical Review E, 2000, 62(2): 2644-2656.

[189] Schindler K, Elger C E, Lehnertz K. Increasing synchronization may promote seizure termination: evidence from status epilepticus[J]. Clinical Neurophysiology, 2007, 118(9): 1955-1968.

[190] Engel J, Pedley T A, Aicardi J, et al. Epilepsy: A Comprehensive Textbook[M]. Philadelphia: Lippincott Williams & Wilkins, 2007.

[191] Stefanescu R A, Shivakeshavan R G, Talathi S S. Computational models of epilepsy[J]. Seizure, 2012, 21(10): 748-759.

[192] da Silva F L, Blanes W, Kalitzin S N, et al. Epilepsies as dynamical diseases of brain systems: basic models of the transition between normal and epileptic activity[J]. Epilepsia, 2003, 44: 72-83.

[193] Baier G, Goodfellow M, Taylor P N, et al. The importance of modeling epileptic seizure dynamics as spatio-temporal patterns[J]. Frontiers in Physiology, 2012, 3: 281.

[194] Conte A, Gilio F, Iacovelli E, et al. Effects of repetitive transcranial magnetic stimulation on spike-and-wave discharges[J]. Neuroscience Research, 2007, 57(1): 140-142.

[195] Aarabi A, He B. Seizure prediction in hippocampal and neocortical epilepsy using a model-based approach[J]. Clinical Neurophysiology, 2014, 125(5): 930-940.

[196] Ullah G, Schiff S J. Assimilating seizure dynamics[J]. PLoS Comput. Biol., 2010, 6(5):

e1000776.

[197] Jansen B H, Zouridakis G, Brandt M E. A neurophysiologically-based mathematical model of flash visual evoked potentials[J]. Biological Cybernetics, 1993, 68(3): 275-283.

[198] Zandt B J, Visser S, van Putten M J, et al. A neural mass model based on single cell dynamics to model pathophysiology[J]. Journal of Computational Neuroscience, 2014, 37(3): 549-568.

[199] de Haan W, Mott K, van Straaten E C, et al. Activity dependent degeneration explains hub vulnerability in Alzheimer's disease[J]. PLoS Comput. Biol., 2012, 8(8): e1002582.

[200] Pons A, Cantero J L, Atienza M, et al. Relating structural and functional anomalous connectivity in the aging brain via neural mass modeling[J]. Neuroimage, 2010, 52(3): 848-861.

[201] Destexhe A, Huguenard J R. Nonlinear thermodynamic models of voltage-dependent currents[J]. Journal of Computational Neuroscience, 2000, 9(3): 259-270.

[202] Nunez P L, Srinivasan R. Electric Fields of the Brain: The Neurophysics of EEG[M]. 2nd ed. Oxford: Oxford University Press, 2006: 353-401.

[203] Jirsa V K, Haken H. Field theory of electromagnetic brain activity[J]. Physical Review Letters, 1996, 77(5): 960-963.

[204] Marten F, Rodrigues S, Suffczynski P, et al. Derivation and analysis of an ordinary differential equation mean-field model for studying clinically recorded epilepsy dynamics[J]. Physical Review E, 2009, 79(2): 021911.

[205] Rodrigues S, Terry J R, Breakspear M. On the genesis of spike-wave oscillations in a mean-field model of human thalamic and corticothalamic dynamics[J]. Physics Letters A, 2006, 355(4/5): 352-357.

[206] Zhao X, Robinson P A. Generalized seizures in a neural field model with bursting dynamics[J]. Journal of Computational Neuroscience, 2015, 39(2): 197-216.

[207] Bazhenov M, Timofeev I, Steriade M, et al. Model of thalamocortical slow-wave sleep oscillations and transitions to activated states[J]. Journal of Neuroscience, 2002, 22(19): 8691-8704.

[208] Destexhe A, Sejnowski T J. Interactions between membrane conductances underlying thalamocortical slow-wave oscillations[J]. Physiological Reviews, 2003, 83(4): 1401-1453.

[209] Jiruska P, de Curtis M, Jefferys J G K. Modern concepts of focal epileptic networks[J]. International Review of Neurobiology, 2014: 1-7.

[210] Jiruska P, de Curtis M, Jefferys J G K, et al. Synchronization and desynchronization in epilepsy: controversies and hypotheses[J]. The Journal of Physiology, 2013, 591(4): 787-797.

[211] Kager H, Wadman W J, Somjen G G. Simulated seizures and spreading depression in a neuron model incorporating interstitial space and ion concentrations[J]. Journal of Neurophysiology, 2000, 84(1): 495-512.

[212] Cressman J R, Ullah G, Ziburkus J, et al. The influence of sodium and potassium

dynamics on excitability, seizures, and the stability of persistent states: I. Single neuron dynamics[J]. Journal of Computational Neuroscience, 2009, 26(2): 159-170.

[213] Krishnan G P, Bazhenov M. Ionic dynamics mediate spontaneous termination of seizures and postictal depression state[J]. Journal of Neuroscience, 2011, 31(24): 8870-8882.

[214] Fröhlich F, Bazhenov M, Sejnowski T J. Pathological effect of homeostatic synaptic scaling on network dynamics in diseases of the cortex[J]. Journal of Neuroscience, 2008, 28(7): 1709-1720.

[215] Santhakumar V, Aradi I, Soltesz I. Role of mossy fiber sprouting and mossy cell loss in hyperexcitability: a network model of the dentate gyrus incorporating cell types and axonal topography[J]. Journal of Neurophysiology, 2005, 93(1): 437-453.

[216] Dyhrfjeld-Johnsen J, Santhakumar D, Morgan R J, et al. Topological determinants of epileptogenesis in large-scale structural and functional models of the dentate gyrus derived from experimental data[J]. Journal of Neurophysiology, 2007, 97(2): 1566-1587.

[217] Netoff T I, Clewley R, Arno S, et al. Epilepsy in small-world networks[J]. Journal of Neuroscience, 2004, 24(37): 8075-8083.

[218] Hall D, Kuhlmann L. Mechanisms of seizure propagation in 2-dimensional centre-surround recurrent networks[J]. PLoS One, 2013, 8(8): e71369.

[219] van Drongelen W, Lee H C, Stevens R L, et al. Propagation of seizure-like activity in a model of neocortex[J]. Journal of Clinical Neurophysiology, 2007, 24(2): 182-188.

[220] Molaee-Ardekani B, Benquet P, Bartolomei F, et al. Computational modeling of high-frequency oscillations at the onset of neocortical partial seizures: from'altered structure'to 'dysfunction'[J]. Neuroimage, 2010, 52(3): 1109-1122.

[221] Wendling F, Bartolomei F, Mina F, et al. Interictal spikes, fast ripples and seizures in partial epilepsies–combining multi-level computational models with experimental data[J]. European Journal of Neuroscience, 2012, 36(2): 2164-2177.

[222] Touboul J, Wendling F, Chauvel P, et al. Neural mass activity, bifurcations, and epilepsy[J]. Neural Computation, 2011, 23(12): 3232-3286.

[223] Cosandier-Rimélé D, Bartolomei F, Merlet I, et al. Recording of fast activity at the onset of partial seizures: depth EEG vs. scalp EEG[J]. Neuroimage, 2012, 59(4): 3474-3487.

[224] Wang Y, Trevelyan A J, Valentin A, et al. Mechanisms underlying different onset patterns of focal seizures[J]. PLoS Computational Biology, 2017, 13(5): e1005475.

[225] Liu S, Wang Q. Transition dynamics of generalized multiple epileptic seizures associated with thalamic reticular nucleus excitability: A computational study[J]. Communications in Nonlinear Science and Numerical Simulation, 2017, 52: 203-213.

[226] van Drongelen W, Lee H C, Hereld M, et al. Emergent epileptiform activity in neural networks with weak excitatory synapses[J]. IEEE Transactions on Neural Systems and Rehabilitation Engineering, 2005, 13(2): 236-241.

[227] Traub R D, Duncan R, Russell A J, et al. Spatiotemporal patterns of electrocortico-graphic very fast oscillations (> 80 Hz) consistent with a network model based on

electrical coupling between principal neurons[J]. Epilepsia, 2010, 51(8): 1587-1597.

[228]   Terry J R, Benjamin O, Richardson M P. Seizure generation: the role of nodes and networks[J]. Epilepsia, 2012, 53(9): e166-e169.

[229]   Goodfellow M, Taylor P N, Wang Y J, et al. Modelling the role of tissue heterogeneity in epileptic rhythms[J]. European Journal of Neuroscience, 2012, 36(2): 2178-2187.

[230]   Fan D, Liao F, Wang Q. The pacemaker role of thalamic reticular nucleus in controlling spike-wave discharges and spindles[J]. Chaos: An Interdisciplinary Journal of Nonlinear Science, 2017, 27(7): 073103.

[231]   Proix T, Jirsa V K, Bartolomei F, et al. Predicting the spatiotemporal diversity of seizure propagation and termination in human focal epilepsy[J]. Nature Communications, 2018, 9: 1088.

[232]   Tang J, Zhang J, Ma J, et al. Astrocyte calcium wave induces seizure-like behavior in neuron network[J]. Science China Technological Sciences, 2017, 60(7): 1011-1018.

[233]   Jirsa V K, Stacey W C, Quilichini P P, et al. On the nature of seizure dynamics[J]. Brain, 2014, 137(8): 2210-2230.

[234]   Izhikevich E M. Neural excitability, spiking and bursting[J]. International Journal of Bifurcation and Chaos, 2000, 10(6): 1171-1266.

[235]   El Houssaini K, Ivanov A I, Bernard C, et al. Seizures, refractory status epilepticus, and depolarization block as endogenous brain activities[J]. Physical Review E, 2015, 91(1): 010701.

[236]   Quilichini P P, Diabira D, Chiron C, et al. Effects of antiepileptic drugs on refractory seizures in the intact immature corticohippocampal formation in vitro[J]. Epilepsia, 2003, 44(11): 1365-1374.

[237]   Guo D, Xia C, Wu S, et al. Stochastic fluctuations of permittivity coupling regulate seizure dynamics in partial epilepsy[J]. Science China Technological Sciences, 2017, 60(7): 995-1002.

[238]   Proix T, Bartolomei F, Chauvel P, et al. Permittivity coupling across brain regions determines seizure recruitment in partial epilepsy[J]. Journal of Neuroscience, 2014, 34(45): 15009-15021.

[239]   Proix T, Bartolomei F, Guye M, et al. Individual brain structure and modelling predict seizure propagation[J]. Brain, 2017, 140(3): 641-654.

[240]   Heinemann U, Konnerth A, Pumain R, et al. Extracellular calcium and potassium concentration changes in chronic epileptic brain tissue[J]. Advances in Neurology, 1986, 44: 641-661.

[241]   Zhao M, Nguyen J, Ma H, et al. Preictal and ictal neurovascular and metabolic coupling surrounding a seizure focus[J]. Journal of Neuroscience, 2011, 31(37): 13292-13300.

[242]   Suh M, Ma H T, Zhao M R, et al. Neurovascular coupling and oximetry during epileptic events[J]. Molecular Neurobiology, 2006, 33(3): 181-197.

[243]   Ikeda A, Taki W, Kunieda T, et al. Focal ictal direct current shifts in humanepilepsy as studied by subdural and scalp recording[J]. Brain, 1999, 122(5): 827-838.

[244]   Vanhatalo S, Holmes M, Tallgren P, et al. Very slow EEG responses lateralize temporal lobe seizures: an evaluation of non-invasive DC-EEG[J]. Neurology, 2003, 60(7): 1098-1104.

[245]   Amzica F, Massimini M, Manfridi A. Spatial buffering during slow and paroxysmal sleep oscillations in cortical networks of glial cells in vivo[J]. Journal of Neuroscience, 2002, 22(3): 1042-1053.

[246]   Durand D M, Park E H, Jensen A L. Potassium diffusive coupling in neural networks[J]. Philosophical Transactions of the Royal Society B: Biological Sciences, 2010, 365(1551): 2347-2362.

[247]   Avoli M, de Curtis M, Gnatkovsky V, et al. Specific imbalance of excitatory/inhibitory signaling establishes seizure onset pattern in temporal lobe epilepsy[J].Journal of Neurophysiology, 2016, 115(6): 3229-3237.

[248]   Isomura Y, Fujiwara-Tsukamoto Y, Takada M. A network mechanism underlying hippocampal seizure-like synchronous oscillations[J]. Neuroscience Research, 2008, 61(3): 227-233.

[249]   Boucetta S, Chauvette S, Bazhenov M, et al. Focal generation of paroxysmal fast runs during electrographic seizures[J]. Epilepsia, 2008, 49(11): 1925-1940.

[250]   Meeren H K M, Pijn J P M, van Luijtelaar E L, et al. Cortical focus drives widespread corticothalamic networks during spontaneous absence seizures in rats[J]. Journal of Neuroscience, 2002, 22(4): 1480-1495.

[251]   Stemme A, Deco G, Busch A, et al. Neurons and the synaptic basis of the fMRI signal associated with cognitive flexibility[J]. Neuroimage, 2005, 26(2): 454-470.

[252]   Corchs S E, Deco G. Large-scale neural model for visual attention: integration of experimental single-cell and fMRI data[J]. Cerebral Cortex, 2002, 12(4): 339-348.

[253]   Deco G, Rolls E T, Romo R. Synaptic dynamics and decision making[J]. Proceedings of the National Academy of Sciences, 2010, 107(16): 7545-7549.

[254]   Wang X J, Buzsáki G. Gamma oscillation by synaptic inhibition in a hippocampal interneuronal network model[J]. Journal of Neuroscience, 1996, 16(20): 6402-6413.

[255]   Wang X J. Synaptic basis of cortical persistent activity: the importance of NMDA receptors to working memory[J]. Journal of Neuroscience, 1999, 19(21): 9587-9603.

[256]   Chen M, Guo D, Xia Y, et al. Control of absence seizures by the thalamic feed forward inhibition[J]. Frontiers in Computational Neuroscience, 2017, 11: 31.

[257]   Destexhe A, Mainen Z F, Sejnowski T J. An efficient method for computing synaptic conductances based on a kinetic model of receptor binding[J]. Neural Computation, 1994, 6(1): 14-18.

[258]   Song Y, Tade M O, Zhang T H. Bifurcation analysis and spatio-temporal patterns of nonlinear oscillations in a delayed neural network with unidirectional coupling[J]. Nonlinearity, 2009, 22(5): 975-1001.

[259]   Mao X, Wang Z. Stability, bifurcation, and synchronization of delay-coupled ring neural networks[J]. Nonlinear Dynamics, 2016, 84(2): 1063-1078.

[260] Guo S, Tang J, Ma J, et al. Autaptic modulation of electrical activity in a network of neuron-coupled astrocyte[J]. Complexity, 2017: 1-13.

[261] Mao X. Complicated dynamics of a ring of nonidentical FitzHugh–Nagumo neurons with delayed couplings[J]. Nonlinear Dynamics, 2017, 87(4): 2395-2406.

[262] Fan D, Wang Q. Synchronization and bursting transition of the coupled Hindmarsh-Rose systems with asymmetrical time-delays[J]. Science China Technological Sciences, 2017, 60(7): 1019-1031.

[263] Yang D P, Robinson P. Critical dynamics of Hopf bifurcations in the corticothalamic system: Transitions from normal arousal states to epileptic seizures[J]. Physical Review E, 2017, 95(4): 042410.

[264] 张雄伟, 牛俊英, 李艳萍, 等. 周期性脑电异常的分类及临床意义 [D]. 中国神经精神疾病杂志, 2003, 29(6): 454-455.

[265] Liley D T J, Cadusch P J, Dafilis M P. A spatially continuous mean field theory of electrocortical activity[J]. Network: Computation in Neural Systems, 2002, 13(1): 67-113.

[266] Frascoli F, van Veen L, Bojak I, et al. A survey of dynamical complexity in a mean-field nonlinear model of human EEG[J]. BMC Neuroscience, 2009, 10(1): 1-2.

[267] van Veen L, Liley D T J. Chaos via Shilnikov's saddle-node bifurcation in a theory of the electroencephalogram[J]. Physical Review Letters, 2006, 97(20): 208101.

[268] Dafilis M P, Frascoli F, Cadusch P J, et al. Chaos and generalised multistability in a mesoscopic model of the electroencephalogram[J]. Physica D: Nonlinear Phenomena, 2009, 238(13): 1056-1060.

[269] Frascoli F, van Veen L, Bojak I, et al. Metabifurcation analysis of a mean field model of the cortex[J]. Physica D: Nonlinear Phenomena, 2011, 240(11): 949-962.

[270] Wolf A, Swift J B, Swinney H L, et al. Determining Lyapunov exponents from a time series[J]. Physica D: Nonlinear Phenomena, 1985, 16(3): 285-317.

[271] Tjepkema-Cloostermans M C, Hindriks R, Hofmeijer J, et al. Generalized periodic discharges after acute cerebral ischemia: reflection of selective synaptic failure?[J]. Clinical Neurophysiology, 2014, 125(2): 255-262.

[272] Foreman B, Claassen J, Abou Khaled K, et al. Generalized periodic discharges in the critically ill: a case-control study of 200 patients[J]. Neurology, 2012, 79(19): 1951-1960.

[273] Feng C. The effects of time delays on some models of biological networks[J]. 2005: 214.

[274] Rosin B, Slovik M, Mitelman R, et al. Closed-loop deep brain stimulation is superior in ameliorating parkinsonism[J]. Neuron., 2011, 72(2): 370-384.

[275] Zhang H, Wang Q, Chen G. Control effects of stimulus paradigms on characteristic firings of parkinsonism[J]. Chaos: An Interdisciplinary Journal of Nonlinear Science, 2014, 24(3): 033134.

[276] Liang S, Wang Z. Controlling a neuron by stimulating a coupled neuron[J]. Applied Mathematics and Mechanics, 2019, 40(1): 13-24.

[277] Sohanian H, Markazi A. A new description of epileptic seizures based on dynamic

analysis of a thalamocortical model[J]. Scientific Reports, 2017, 7: 13615.

[278] Tuckwell H C. Stochastic Processes in the Neurosciences[M]. Pennsylvania: SIAM, 1989: 15-27.

[279] Crunelli V, Leresche N. Childhood absence epilepsy: Genes, channels, neurons and networks[J]. Nature Reviews Neuroscience, 2002, 3(5): 371-382.

[280] Moshé S L, Perucca E, Ryvlin P, et al. Epilepsy: new advances[J]. The Lancet, 2015, 385(9971): 884-898.

[281] Carney P W, Masterton R A J, Harvey A S, et al. The core network in absence epilepsy: differences in cortical and thalamic BOLD response[J]. Neurology, 2010, 75(10): 904-911.

[282] Benuzzi F, Mirandola L, Pugnaghi M, et al. Increased cortical BOLD signal antici-pates generalized spike and wave discharges in adolescents and adults with idiopathic generalized epilepsies[J]. Epilepsia, 2012, 53(4): 622-630.

[283] Tenney J R, Duong T Q, King J A, et al. Corticothalamic modulation during absence seizures in rats: a functional MRI assessment[J]. Epilepsia, 2003, 44(9): 1133-1140.

[284] McCafferty C, David F, Venzi M, et al. Cortical drive and thalamic feed-forward inhibi-tion control thalamic output synchrony during absence seizures[J]. Nature Neuroscience, 2018, 21(5): 744-756.

[285] Zhong K, Wu D C, Jin M M, et al. Wide therapeutic time-window of low-frequency stimulation at the subiculum for temporal lobe epilepsy treatment in rats[J]. Neurobi-ology of Disease, 2012, 48(1): 20-26.

[286] Chiang C, Lin C K, Ju M. On-off control of burst high frequency electrical stimulation to suppress 4-AP induced seizures[J]. Journal of Neural Engineering, 2013, 10(3): 036017.

[287] Berényi A, Belluscio M, Mao D, et al. Closed-loop control of epilepsy by transcranial electrical stimulation[J]. Science, 2012, 337(6095): 735-737.

[288] Mikkelsen R, Andreasen M, Nedergaard S. Suppression of epileptiform activity by a single short-duration electric field in rat hippocampus in vitro[J]. Journal of Neuro-physiology, 2013, 109(11): 2720-2731.

[289] Liu S, Wang Q, Fan D. Disinhibition-induced delayed onset of epileptic spike wave discharges in a five variable model of cortex and thalamus[J]. Frontiers in Computational Neuroscience, 2016, 10: 28.

[290] da Silva F H L, Blanes W, Kalitzin S N, et al. Dynamical diseases of brain systems: different routes to epileptic seizures[J]. IEEE Transactions on Biomedical Engineering, 2003, 50(5): 540-548.

[291] Kramer M A, Lopour B A, Kirsch H E, et al. Bifurcation control of a seizing human cortex[J]. Physical Review E, 2006, 73(4): 041928.

[292] Kim J W, Robinson P A. Controlling limit-cycle behaviors of brain activity[J]. Physical Review E, 2008, 77(5): 051914.

[293] Sinha N, Taylor P N, Dauwels J, et al. Development of optimal stimuli in a heteroge-neous model of epileptic spike-wave oscillations[C]. 2014 IEEE International Conference

on Systems, Man, and Cybernetics (SMC), 2014: 3160-3165.

[294] Ge Y, Cao Y, Yi G, et al. Robust closed-loop control of spike-and-wave discharges in a thalamocortical computational model of absence epilepsy[J]. Scientific Reports, 2019, 9(1): 1-16.

[295] 魏熙乐, 于海涛, 王江. 神经系统建模与控制工程 [M]. 北京: 科学出版社, 2015: 12-21.

[296] Wichmann T, Soares J. Neuronal firing before and after burst discharges in the monkey basal ganglia is predictably patterned in the normal state and altered in parkinsonism[J]. Journal of Neurophysiology, 2006, 95(4): 2120-2133.

[297] Reitsma P, Doiron B, Rubin J. Correlation transfer from basal ganglia to thalamus in Parkinson's disease[J]. Frontiers in Computational Neuroscience, 2011, 5: 58.

[298] Hu B, Chen S, Chi H M, et al. Controlling absence seizures by tuning activation level of the thalamus and striatum[J]. Chaos, Solitons & Fractals, 2017, 95: 65-76.

[299] 2019. Http://www.who.int/mediacentre/factsheets/fs999/zh/.

[300] Bekkers J M. Neurophysiology: are autapses prodigal synapses?[J]. Current Biology, 1998, 8(2): R52-R55.

[301] Bekkers J M. Synaptic transmission: functional autapses in the cortex[J]. Current Biology, 2003, 13(11): R433-R435.

[302] Xu Y, Ying H, Jia J, et al. Autaptic regulation of electrical activities in neuron under electromagnetic induction[J]. Scientific Reports, 2017, 7: 43452.

[303] Guo D, Chen M, Perc M, et al. Firing regulation of fast-spiking interneurons by autaptic inhibition[J]. EPL (Europhysics Letters), 2016, 114(3): 30001.

[304] Fan D, Wang Q. Closed-Loop Control of Absence Seizures Inspired by Feedback Modulation of Basal Ganglia to the Corticothalamic Circuit[J]. IEEE Transactions on Neural Systems and Rehabilitation Engineering, 2020, 28(3): 581-590.

[305] Hommet C, Sauerwein H C, De Toffol B, et al. Idiopathic epileptic syndromes and cognition[J]. Neuroscience & Biobehavioral Reviews, 2006, 30(1): 85-96.

[306] Nagumo J, Arimoto S, Yoshizawa S. An active pulse transmission line simulating nerve axon[J]. Proceedings of the IRE, 1962, 50(10): 2061-2070.

[307] Cao Y, He X, Hao Y Q, et al. Transition dynamics of epileptic seizures in the coupled thalamocortical network model[J]. International Journal of Bifurcation and Chaos, 2018, 28(8): 1850104.

[308] Bai X, Vestal M, Berman R, et al. Dynamic time course of typical childhood absence seizures: EEG, behavior, and functional magnetic resonance imaging[J]. Journal of Neuroscience, 2010, 30(17): 5884-5893.

[309] Duan L, Fan D, Lu Q. Hopf bifurcation and bursting synchronization in an excitable systems with chemical delayed coupling[J]. Cognitive Neurodynamics, 2013, 7(4): 341-349.

[310] Conti F, van Gorder R A. The role of network structure and time delay in a metapopulation Wilson–Cowan model[J]. Journal of Theoretical Biology, 2019, 477: 1-13.

[311] Taylor P N, Baier G, Cash S S, et al. A model of stimulus induced epileptic spike-

wave discharges[C]. 2013 IEEE Symposium on Computational Intelligence, Cognitive Algorithms, Mind, and Brain (CCMB), 2013: 53-59.

[312] Goodfellow M, Schindler K, Baier G. Intermittent spike–wave dynamics in a heterogeneous, spatially extended neural mass model[J]. NeuroImage, 2011, 55(3): 920-932.

[313] Fan D, Liao F, Wang Q. The pacemaker role of thalamic reticular nucleus in controlling spike-wave discharges and spindles[J]. Chaos: An Interdisciplinary Journal of Nonlinear Science, 2017, 27(7): 073103.

[314] Zhang H, Xiao P. Seizure dynamics of coupled oscillators with epileptor field model[J]. International Journal of Bifurcation and Chaos, 2018, 28(3): 1850041.

[315] De Curtis M, Gnatkovsky V. Reevaluating the mechanisms of focal ictogenesis: the role of low-voltage fast activity[J]. Epilepsia, 2009, 50(12): 2514-2525.

[316] Kramer M A, Cash S S. Epilepsy as a disorder of cortical network organization[J].The Neuroscientist, 2012, 18(4): 360-372.

[317] Depaulis A, David O, Charpier S. The genetic absence epilepsy rat from Strasbourg as a model to decipher the neuronal and network mechanisms of generalized idiopathic epilepsies[J]. Journal of Neuroscience Methods, 2016, 260: 159-174.

[318] Polack P O, Guillemain I, Hu E, et al. Deep layer somatosensory cortical neurons initiate spike-and-wave discharges in a genetic model of absence seizures[J]. Journal of Neuroscience, 2007, 27(24): 6590-6599.

[319] Steriade M, Contreras D. Spike-wave complexes and fast components of cortically generated seizures. I. Role of neocortex and thalamus[J]. Journal of neurophysiology, 1998, 80(3): 1439-1455.

[320] Bal T, Debay D, Destexhe A. Cortical feedback controls the frequency and synchrony of oscillations in the visual thalamus[J]. Journal of Neuroscience, 2000, 20(19): 7478-7488.

[321] Coenen A M L, van Luijtelaar E. Genetic animal models for absence epilepsy: a review of the WAG/Rij strain of rats[J]. Behavior Genetics, 2003, 33(6): 635-655.

[322] Timofeev I, Steriade M. Neocortical seizures: initiation, development and cessation[J]. Neuroscience, 2004, 123(2): 299-336.

[323] Araque A, Parpura V, Sanzgiri R P, et al. Tripartite synapses: glia, the unacknowledged partner[J]. Trends in Neurosciences, 1999, 22(5): 208-215.

[324] Parri H R, Gould T M, Crunelli V. Spontaneous astrocytic Ca^{2+} oscillations in situ drive NMDAR-mediated neuronal excitation[J]. Nature Neuroscience, 2001,4(8): 803-812.

[325] Young K W, Nash M S, Challiss R A J, et al. Role of Ca^{2+} feedback on single cell inositol 1, 4, 5-trisphosphate oscillations mediated by G-protein-coupled receptors[J]. Journal of Biological Chemistry, 2003, 278(23): 20753-20760.

[326] Fellin T, Carmignoto G. Neurone-to-astrocyte signaling in the brain represents a distinct multifunctional unit[J]. The Journal of Physiology, 2004, 559(1): 3-15.

[327] Steinhäuser C, Seifert G. Astrocyte dysfunction in temporal lobe epilepsy[J]. Epilepsia, 2010, 51: 54-54.

[328] Seifert G, Carmignoto G, Steinhäuser C. Astrocyte dysfunction in epilepsy[J]. Brain

Research Reviews, 2010, 63(1-2): 212-221.

[329] Steinlein O K. Calcium signaling and epilepsy[J]. Cell and Tissue Research, 2014, 357(2): 385-393.

[330] Coulter D A, Steinhäuser C. Role of astrocytes in epilepsy[J]. Cold Spring Harbor Perspectives in Medicine, 2015, 5(3): a022434.

[331] Crunelli V, Carmignoto G, Steinhäuser C. Novel astrocyte targets: new avenues for the therapeutic treatment of epilepsy[J]. Neuroscientist, 2015, 21(1): 62-83.

[332] Nedergaard M. Direct signaling from astrocytes to neurons in cultures of mammalian brain cells[J]. Science, 1994, 263(5154): 1768-1771.

[333] Pasti L, Volterra A, Pozzan T, et al. Intracellular calcium oscillations in astrocytes: a highly plastic, bidirectional form of communication between neurons and astrocytes in situ[J]. Journal of Neuroscience, 1997, 17(20): 7817-7830.

[334] Parpura V, Basarsky T A, Liu F, et al. Glutamate-mediated astrocyte–neuron signalling[J]. Nature, 1994, 369(6483): 744-747.

[335] 阮迪云. 神经生物学 [M]. 合肥: 中国科学技术大学出版社, 2008: 18-80.

[336] Verkhratsky A, Steinhäuser C. Ion channels in glial cells[J]. Brain Research Reviews, 2000, 32(2/3): 380-412.

[337] Tian G F, Azmi H, Takano T, et al. An astrocytic basis of epilepsy[J]. Nature Medicine, 2005, 11(9): 973-981.

[338] Fellin T, Pascual O, Gobbo S, et al. Neuronal synchrony mediated by astrocytic glutamate through activation of extrasynaptic NMDA receptors[J]. Neuron, 2004, 43(5): 729-743.

[339] Fellin T, Haydon P G. Do astrocytes contribute to excitation underlying seizures?[J]. Trends in Molecular Medicine, 2005, 11(12): 530-533.

[340] Fellin T, Gomez-Gonzalo M, Gobbo S, et al. Astrocytic glutamate is not necessary for the generation of epileptiform neuronal activity in hippocampal slices[J]. The Journal of Neuroscience, 2006, 26(36): 9312-9322.

[341] Barker A J, Ullian E M. Astrocytes and synaptic plasticity[J]. The Neuroscientist, 2010, 16(1): 40-50.

[342] Bonansco C, Couve A, Perea G, et al. Glutamate released spontaneously from astrocytes sets the threshold for synaptic plasticity[J]. European Journal of Neuroscience, 2011, 33(8): 1483-1492.

[343] Andersson M S, Hanse E. Astrocyte-mediated short-term synaptic depression in the rat hippocampal CA1 area: two modes of decreasing release probability[J]. BMC Neuroscience, 2011, 12: 87.

[344] Nadkarni S, Jung P. Spontaneous oscillations of dressed neurons: A new mechanism for epilepsy?[J]. Physical Review Letters, 2003, 91(26): 268101.

[345] Volman V, Ben-Jacob E, Levine H. The astrocyte as a gatekeeper of synaptic information transfer[J]. Neural Computation, 2007, 19(2): 303-326.

[346] Nadkarni S, Jung P. Modeling synaptic transmission of the tripartite synapse[J]. Physical Biology, 2007, 4(1): 1-9.

[347] Nadkarni S, Jung P, Levine H. Astrocytes optimize the synaptic transmission of information[J]. PLoS Computational Biology, 2008, 4(5): e1000088.

[348] Ullah G, Cressman J R, Jr, Barreto E, et al. The influence of sodium and potassium dynamics on excitability, seizures, and the stability of persistent states: II. Network and glial dynamics[J]. Journal of Computational Neuroscience, 2009,26(2): 171-183.

[349] Wei Y, Ullah G, Ingram J, et al. Oxygen and seizure dynamics: II. Computational modeling[J]. Journal of Neurophysiology, 2014, 112(2): 213-223.

[350] Tang J, Luo J M, Ma J. Information transmission in a neuron-astrocyte coupled model[J]. PLoS One, 2013, 8(11): e80324.

[351] Tang J, Liu T B, Ma J, et al. Effect of calcium channel noise in astrocytes on neuronal transmission[J]. Communications in Nonlinear Science and Numerical Simulation, 2016, 32: 262-272.

[352] Amiri M, Hosseinmardi N, Bahrami F, et al. Astrocyte-neuron interaction as a mechanism responsible for generation of neural synchrony: A study based on modeling and experiments[J]. Journal of Computational Neuroscience, 2013, 34(3): 489-504.

[353] Amiri M, Bahrami F, Janahmadi M. Functional contributions of astrocytes in synchronization of a neuronal network model[J]. Journal of Theoretical Biology,2012, 292: 60-70.

[354] Reato D, Cammarota M, Parra L C, et al. Computational model of neuron-astrocyte interactions during focal seizure generation[J]. Frontiers in Computational Neuroscience, 2012, 6: 81.

[355] Goldberg M, De Pittà M, Volman V, et al. Nonlinear gap junctions enable long-distance propagation of pulsating calcium waves in astrocyte networks[J]. PLoS Comput. Biol., 2010, 6(8): e1000909.

[356] Li J, Tang J, Ma J, et al. Dynamic transition of neuronal firing induced by abnormal astrocytic glutamate oscillation[J]. Scientific Reports, 2016, 6: 32343.

[357] Li J, Wang R, Du M, et al. Dynamic transition on the seizure-like neuronal activity by astrocytic calcium channel block[J]. Chaos, Solitons & Fractals, 2016, 91: 702-708.

[358] Li J, Xie Y, Yu Y, et al. A neglected GABAergic astrocyte: calcium dynamics and involvement in seizure activity[J]. Science China Technological Sciences, 2017, 60(7): 1003-1010.

[359] Magloire V, Mercier M S, Kullmann D M, et al. GABAergic interneurons in seizures: investigating causality with optogenetics[J]. Neuroscientist, 2019, 25(4): 344-358.

[360] Fan D, Wang Q, Perc M. Disinhibition-induced transitions between absence and tonic-clonic epileptic seizures[J]. Scientific Reports, 2015, 5: 12618.

[361] Fan D, Duan L, Wang Q, et al. Combined effects of feedforward inhibition and excitation in thalamocortical circuit on the transitions of epileptic seizures[J]. Frontiers in Computational Neuroscience, 2017, 11: 59.

[362] Pi H J, Hangya B, Kvitsiani D, et al. Cortical interneurons that specialize in disin-hibitory control[J]. Nature, 2013, 503(7477): 521-524.

[363] Beverlin B, Kakalios J, Nykamp D, et al. Dynamical changes in neurons during seizures determine tonic to clonic shift[J]. Journal of Computational Neuroscience, 2012, 33(1): 41-51.

[364] Bacci A, Verderio C, Pravettoni E, et al. The role of glial cells in synaptic function[J]. Philosophical Transactions of the Royal Society of London. Series B: Biological Sciences, 1999, 354(1381): 403-409.

[365] Suchak S K, Baloyianni N V, Perkinton M S, et al. The "glial"glutamate transporter, EAAT2 (Glt-1) accounts for high affinity glutamate uptake into adult rodent nerve endings[J]. Journal of Neurochemistry, 2003, 84(3): 522-532.

[366] Liu Z, Vergnes M, Depaulis A, et al. Evidence for a critical role of GABAergic trans-mission within the thalamus in the genesis and control of absence seizures in the rat[J]. Brain Research, 1991, 545(1-2): 1-7.

[367] Holmes G L, Ben-Ari Y. The neurobiology and consequences of epilepsy in the devel-oping brain[J]. Pediatric Research, 2001, 49(3): 320-325.

[368] Mayville C, Fakhoury T, Abou-Khalil B. Absence seizures with evolution into general-ized tonic–clonic activity: clinical and EEG features[J]. Epilepsia, 2000, 41(4): 391-394.

[369] Taylor P N, Thomas J, Sinha N, et al. Optimal control based seizure abatement using patient derived connectivity[J]. Frontiers in Neuroscience, 2015, 9: 202.

[370] Hempel C M, Hartman K H, Wang X J, et al. Multiple forms of short-term plasticity at excitatory synapses in rat medial prefrontal cortex[J]. Journal of Neurophysiology, 2000, 83(5): 3031-3041.

[371] Alamir M, Welsh J S, Goodwin G C. Synaptic plasticity based model for epileptic seizures[J]. Automatica, 2011, 47(6): 1183-1192.

编 后 记

　　《博士后文库》是汇集自然科学领域博士后研究人员优秀学术成果的系列丛书.《博士后文库》致力于打造专属于博士后学术创新的旗舰品牌,营造博士后百花齐放的学术氛围,提升博士后优秀成果的学术和社会影响力.

　　《博士后文库》出版资助工作开展以来,得到了全国博士后管委会办公室、中国博士后科学基金会、中国科学院、科学出版社等有关单位领导的大力支持,众多热心博士后事业的专家学者给予积极的建议,工作人员做了大量艰苦细致的工作.在此,我们一并表示感谢!

《博士后文库》编委会